营养配餐设计与制作

主　编　王　蓓　冯小兰

副主编　刘妮妮　陆丹丹　孙昕萌

参　编　王　萌　王　瑶　于俊娟

　　　　狄丽君　冯　爽　汤鑫磊

北京理工大学出版社
BEIJING INSTITUTE OF TECHNOLOGY PRESS

内 容 提 要

本书基于工作岗位需求、营养配餐"1+X"职业等级证书需要、营养配餐职业技能竞赛等要求进行编写。全书由易到难，由基础任务到典型任务，设计了5个项目，共13个任务，主要包括人体营养素的需求及计算基础认知，一般人群营养配餐设计与制作，亚健康人群营养配餐设计与制作，术后、产后人群营养配餐设计与制作和其他人群营养配餐设计与制作等内容。

本书可作为高等院校营养配餐等相关专业的教材，也可供营养配餐人员工作或比赛时参考使用。

图书在版编目（CIP）数据

营养配餐设计与制作 / 王蓓，冯小兰主编 .-- 北京：
北京理工大学出版社，2024.4
　ISBN 978-7-5763-3870-6

　Ⅰ.①营… Ⅱ.①王… ②冯… Ⅲ.①膳食营养—高
等学校—教材　Ⅳ.① R151.3

中国国家版本馆 CIP 数据核字（2024）第 084338 号

责任编辑：曾　仙	文案编辑：曾　仙
责任校对：刘亚男	责任印制：王美丽

出版发行 / 北京理工大学出版社有限责任公司
社　　址 / 北京市丰台区四合庄路 6 号
邮　　编 / 100070
电　　话 /（010）68914026（教材售后服务热线）
　　　　　　（010）63726648（课件资源服务热线）
网　　址 / http：//www.bitpress.com.cn

版 印 次 / 2024 年 4 月第 1 版第 1 次印刷
印　　刷 / 河北鑫彩博图印刷有限公司
开　　本 / 787 mm×1092 mm　1/16
印　　张 / 12
字　　数 / 248 千字
定　　价 / 78.00 元

前　言 Preface

　　本书是深入学习习近平总书记在党的二十大报告中提出的"统筹职业教育、高等教育、继续教育协同创新，推进职普融通、产教融合、科教融汇，优化职业教育类型定位"的精神，依据《国家职业教育改革实施方案》、教育部下发的《关于加快推进现代职业教育体系建设改革重点任务的通知》要求开发的新型活页式教材。其亮点是围绕"如何依据营养配餐'1+X'职业技能等级证书需要、营养配餐职业技能竞赛等要求，培养具有三级公共营养师职业岗位能力的高技术技能人才"，以真实的企业项目、职业技能大赛真实案例为主线，以"胸怀天下"的思想为指导，培养学生的社会责任感，以大国工匠、精益求精等课程思政要义的融入为支撑，强化职业教育的类型特征，树立以学生为教学主体的教学理念，落实理实一体化、以实训为主导的教学模式。

　　本书采取了"项目任务式"的编写体例，依据不同人群设计营养配餐，将内容分为岗课赛证融合互促的5个项目，每个项目都设置了相应的项目引入，绘制了相关的思维导图，设计了基于岗位需求的真实任务。学习者可根据实际情况，结合岗位需求开展线上和线下相结合的学习方式。每个学习任务我们又精心打造了包括学习目标、任务描述、任务分析、知识准备、工作任务实施、知识要点测试等条目。不仅如此，我们还注重挖掘提炼其背后所蕴含的思想价值和精神内涵，将其单设在"营养视野窗"栏目中。为了体现多维评价，我们在工作任务实施后增加了行业企业专家点评指导，以便学生在主体多元、方式多元中实现提升。为了学习内容更加生动鲜活，本书配套了多样的学习资源，如微课、动画、虚拟仿真等，学习者只需扫描二维码，便可迅速呈现。同时，本书配套"扬州三把刀"国家资源库（http://jsly.36ve.com/home/project-homepage?projectId=9）与虚拟仿真软件课程（http://192.168.7.1/jsly/webHome），为培养学生的素质目标、知识目标与能力目标提供了丰富的数字化资源。

本书的适用对象是高等职业院校烹饪工艺与营养专业、营养配餐专业、餐饮智能管理专业、中式面点专业的学生。对接营养师（三级）岗位，具有实践性与引领性，对于培养"大国工匠，能工巧匠"的营养配餐设计人才，高素质技术、技能型人才具有示范引领作用。

本书由江苏旅游职业学院烹饪科技学院组织编写，由王蓓、冯小兰担任主编。王蓓主要承担"食品安全""烹饪营养与卫生"等课程的授课任务，主持国家、省市级课题10项，公开发表论文20余篇，主编、参编教材10余本；参加国家、省市级职业院校技能大赛教学能力比赛，多次获一、二等奖，主持省级中华食材智库虚拟仿真实训基地项目，先后获全国中餐科技进步奖二等奖及江苏省教学成果奖二等奖；具有丰富的行业企业实践经历及专业实训课程教学改革经验。

本书由江苏旅游职业学院烹饪科技学院的王蓓负责编写项目一、项目二，冯小兰负责编写项目三、项目四，刘妮妮、陆丹丹、孙昕萌负责编写项目五，王萌、王瑶、于俊娟、狄丽君、冯爽、汤鑫磊负责教材线上二维码材料的收集与整理，全书由王蓓、冯小兰审阅。

本书在编写过程中，参考了很多文献资料，引用了相关文字、数据，编者在此对这些文献的作者表示衷心感谢！书中不当之处，恳请广大读者批评指正。

编　者

目 录 Contents

项目一　人体营养素的需求及计算基础认知

项目引入

　　近些年，"营养配餐员赛项"全国商业服务职业技能竞赛在各地展开，目前已经举办到第二届。该项赛事的竞赛选手为配餐员，参赛年龄为年满18周岁，主要比赛内容为理论基础知识、一日代餐食谱设计及营养配餐制作。这对参赛选手的人体能量代谢计算及配餐设计的基本功有着严格的要求。如何进行人体能量代谢及一日营养餐的设计呢？

　　本项目学习任务与校企合作单位对岗对标，结合市场及企业单位的人才需求，制订符合人才培养方案的任务设计，深入落实校企合作。

项目名称	人体营养素的需求及计算基础认知
项目目的	掌握营养配餐设计方法
项目描述	学生能够使用三种营养配餐设计方法，简单计算人体能量代谢；能够根据给出的人体重量及身高，计算出人体代谢能量与所需能量；能够掌握食物代换的方法，尝试为自己设计一餐营养餐；能够运用营养配餐方法制作出一餐营养餐
知识目标	了解食品原料营养知识及应用范围；熟悉计算人体能量代谢的计算公式
能力目标	会计算营养素需要量并设计食谱；掌握基本的面点制作和烹调制作工艺
素质目标	培养学生独立自主、不断探索的科学精神；培养学生的安全、规范意识；培养学生严谨、规范的工匠精神
验收要求	能够使用营养配餐设计方法，进行基本营养餐的烹调制作

项目一

思维导图

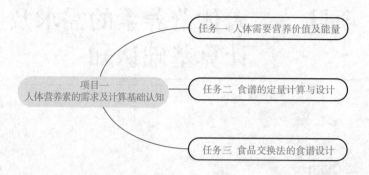

项目一
人体营养素的需求及计算基础认知

- 任务一 人体需要营养价值及能量
- 任务二 食谱的定量计算与设计
- 任务三 食品交换法的食谱设计

"1＋X"职业技能等级证书要求

类型	营养配餐员	公共营养师
工作领域	健康管理机构、托幼养老中心、中高端餐饮企业等	健康管理机构、托幼养老中心、中高端餐饮企业等
工作任务	营养配餐、营养调查、配餐制作等	营养配餐、营养调查、配餐制作等
技能要求	掌握营养配餐方法，制作基本营养餐	掌握营养配餐方法，制作基本营养餐

 学习加油站

请扫描二维码，了解营养配餐员竞赛内容。

营养配餐员竞赛内容

任务一 人体需要营养价值及能量

学习目标

知识目标：了解人体主要需要的营养素。

能力目标：熟悉人体所需要的营养素，能够准确进行三大营养素及能量的计算。

素质目标：培养学生工匠职业素养，增强服务社会的责任感。

任务描述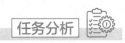

本任务依据营养配餐"1+X"职业技能等级证书需要、营养配餐职业技能竞赛等要求，培养具有三级公共营养师职业岗位能力的高技术、技能型人才；主要引导学生熟悉人体所需要的营养素，培养学生准确地进行三大营养素及能量的计算，熟练地进行主食数量的计算及一餐、一日主食的定量计算和编制。要求学生能够掌握三大营养素及主食的定量计算。

任务分析

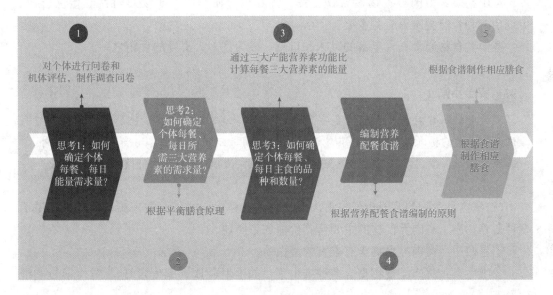

知识准备

一、食物的营养价值

食物的营养价值是指食物中所含有的各种营养物质对人体健康的影响和贡献程度。它是评估食物对人体营养需求的重要指标。食物中各营养物质包括碳水化合物、脂肪、蛋白质、维生素、矿物质和纤维等。这些营养物质对于人体的生长发育、能量供应、维持正常的生理功能，以及预防疾病都起着重要的作用。食物的营养价值可以通过测定食物中各种营养物质的含量来评估。常见的评估指标包括热量、蛋白质含量、脂肪含量、碳水化合物含量、维生素和矿物质含量等。

1. 动物性食物的营养价值

(1)畜肉类食物的营养价值。畜肉类食物是指来自家畜(如牛、猪、羊等)的肉类食物。畜肉类食物具有丰富的营养价值，对人体健康发育和维持正常功能非常重要。畜肉类食物的主要营养价值如下所述。

①蛋白质：畜肉类食物是优质蛋白质的重要来源，其中包含人体所需全部的必需氨基酸。蛋白质是构成身体组织，维持肌肉、骨骼和免疫系统健康的关键营养素。

②脂肪：畜肉类食物富含脂肪，提供能量和脂溶性维生素（如维生素 A、维生素 D、维生素 E 和维生素 K）。适量的脂肪对细胞功能、神经系统和激素平衡至关重要。

③维生素：畜肉类食物富含维生素 B_{12}、维生素 B_6、维生素 A 和维生素 D 等。维生素在身体的正常生理功能中起着关键作用，包括能量代谢、神经系统功能和免疫系统功能支持。例如，维生素 B_{12} 对红细胞形成和神经系统功能至关重要，而维生素 A 有助于视力和免疫系统健康。

④矿物质：畜肉类食物富含铁、锌、钙和磷等矿物质。矿物质对血红蛋白合成、免疫功能和骨骼健康等至关重要。

畜肉类食物通常具有丰富的风味和口感，成为许多人喜爱的食物之一。

> **安全小贴士**
>
> 过量摄入畜肉类食物可能会导致健康问题，如心血管疾病、肥胖等。因此，建议保持适度的摄入量，并结合其他食物一起食用，以获得全面、均衡的营养。另外，选择低脂肪、瘦肉，以及适当烹饪方法也是保持畜肉类食物营养价值的重要因素。

（2）禽肉类食物的营养价值。禽肉类食物是一种优质的蛋白质来源，同时也提供了多种营养物质。禽肉类食物的主要营养价值如下所述。

①蛋白质：禽肉类食物含有丰富的蛋白质。

②维生素：禽肉类食物富含多种维生素，如维生素 B_6、维生素 B_{12}、维生素 D 和维生素 E。

③矿物质：禽肉类食物富含多种矿物质，如铁、锌、磷和镁等。

④低脂肪：相比其他肉类，禽肉类食物通常含有较低的脂肪含量。特别是去皮的禽肉，如鸡胸肉，脂肪含量更低，是一种较为健康的蛋白质来源。

⑤较低的胆固醇：禽肉类食物的胆固醇含量通常较低，这对于心血管健康非常重要。

需要注意的是，禽肉的烹饪方式也会影响其营养价值。选择烹饪方法时，最好选择健康的烹饪方式，如烤、蒸或煮，以最大限度地保留禽肉的营养价值。此外，还要注意摄入禽肉应适量，以保持均衡的饮食。

（3）鱼类食物的营养价值。鱼类食物的主要营养价值如下所述。

①蛋白质：鱼类是优质蛋白质的重要来源之一。

②ω-3 脂肪酸：鱼类食物富含 ω-3 脂肪酸，包括 EPA（二十碳五烯酸）和 DHA（二十二碳六烯酸）。这些脂肪酸对心脏健康、脑功能和眼睛健康都有益处，并且具有抗炎作用，有助于降低慢性炎症风险。

③维生素 D：鱼类食物是维生素 D 的良好来源。维生素 D 对于骨骼健康、钙和磷的吸收，以及免疫系统的正常功能至关重要。

④维生素 B_{12}：鱼类食物富含维生素 B_{12}。

⑤矿物质：鱼类食物含有丰富的矿物质，如钙、磷、锌和硒。这些矿物质对于骨骼健康、能量代谢和免疫系统的正常功能都非常重要。

需要注意的是，每种鱼类食物的营养价值可能会有所不同。深海鱼类（如鳕鱼、三文鱼和金枪鱼）通常富含 ω-3 脂肪酸；白鱼类（如鲈鱼和鲫鱼）则富含蛋白质和矿物质。在配餐时，可以根据具体的鱼类品种选择合适的食材，以满足人体所需的营养。

（4）乳及乳制品的营养价值。乳及乳制品在营养学中扮演着重要的角色，它们提供了多种营养素，对于维持人体健康至关重要。乳及乳制品的营养价值如下所述。

①蛋白质：乳及乳制品中的蛋白质主要分为乳清蛋白和酪蛋白两种类型，它们在乳制品中的含量和比例因产品类型和制作方法而有所不同。乳清蛋白是乳制品中的水溶性蛋白质，含有丰富的必需氨基酸。它易于被消化和吸收，是优质蛋白质的来源之一。乳清蛋白在乳制品中的含量相对较低，通常在牛奶中约占总蛋白质的 20%。酪蛋白是乳制品中的主要蛋白质成分，也是一种凝固蛋白质。酪蛋白含有丰富的氨基酸，对于肌肉的生长和维护至关重要。奶酪是一种富含酪蛋白的乳制品，酪蛋白在奶酪中的含量通常可以达到总蛋白质的 70%～80%。

②钙：乳及乳制品中的钙易于吸收和利用，有助于骨骼的形成和维持。适量的乳制品摄入可以预防骨质疏松症和骨折的发生。

③维生素：乳及乳制品是维生素 D 的良好来源，维生素 D 可以预防低钙血症和骨软化症等疾病。乳及乳制品中还含有丰富的维生素 B_{12}。

乳制品还提供了脂肪、碳水化合物和其他微量营养素，如维生素 A、维生素 B_2、磷和镁等。这些营养素在维持身体正常功能和促进细胞代谢过程中发挥着重要的作用。然而，对于乳糖不耐受或乳蛋白过敏的人群来说，乳制品可能不适合他们。在进行营养配餐时，应根据个人情况和营养需求进行合理的选择和替代。

总之，乳及乳制品在营养配餐中具有重要的地位，它提供了多种营养素，如优质蛋白质、钙、维生素 D 和维生素 B_{12} 等。在合理摄入的前提下，乳制品可以为人体提供所需的营养，维持健康的生活。

（5）蛋及蛋制品的营养价值。蛋是一种营养丰富的食物，含有高质量的蛋白质、脂肪、维生素和矿物质。蛋及蛋制品的主要营养价值如下所述。

①蛋白质：蛋是优质蛋白质的来源，含有人体必需的氨基酸，是人体所需蛋白质的完整来源。

②脂肪：蛋黄中含有脂肪，其中大部分是单不饱和脂肪酸和多不饱和脂肪酸，如 ω-3 脂肪酸和 ω-6 脂肪酸。这些脂肪酸对心脏和脑功能有益。

③维生素：蛋是维生素 B_2（核黄素）、维生素 B_{12}、维生素 D 和维生素 A 的良好来源。

④矿物质：蛋含有丰富的矿物质，如铁、锌、硒和磷。

安全小贴士

蛋含有胆碱，这是一种重要的营养素，对于大脑发育和功能至关重要。对于个体差异和特殊需求，如过敏或特殊饮食要求，建议在专业营养师的指导下进行食用。

2. 植物性食物的营养价值

植物性食物包括全谷物、豆类、坚果、种子、蔬菜、水果等，植物性食物提供了丰富的营养素，对于保持人体健康和预防慢性疾病非常重要。

（1）谷物类食物的营养价值。谷物类食物是许多人日常饮食中重要的能量来源之一，它们富含多种营养物质，对于维持人体健康非常重要，如大米、小麦、玉米、燕麦等。谷物类的主要成分包括碳水化合物、蛋白质、脂肪、膳食纤维和各种维生素、矿物质等。一些常见谷物类食物的主要成分及其含量见表 1-1。

表 1-1　一些常见谷物类食物的主要成分及其含量

成分	大米	小麦	玉米	燕麦
碳水化合物	主要成分，占 90%以上	主要成分，占 70%～75%	主要成分，占 70%～75%	主要成分，占 60%～65%
蛋白质	占 7%～8%	占 10%～15%。小麦蛋白质中的麦谷蛋白是一种重要的营养成分	占 8%～10%	占 10%～15%
脂肪	含量较低，占 2%～3%	含量较低，占 2%～3%	含量较低，占 4%～6%	含量较低，占 6%～8%
膳食纤维	少量含有	主要存在于麸皮中，占 2%～3%	占 2%～3%	富含膳食纤维，占 10%～15%
维生素	主要是 B 族维生素，如硫胺素（维生素 B_1）、核黄素（维生素 B_2）等	主要是 B 族维生素和维生素 E	主要是 B 族维生素和维生素 E	主要是 B 族维生素和维生素 E
矿物质	主要包括铁、锌、镁等	主要包括铁、锌、镁等	主要包括铁、锌、镁等	主要包括铁、锌、镁等

需要注意的是，不同的谷物类食物在成分和含量上可能会有所不同。另外，相对于精制谷物类食物来说，全谷物类食物保留了更多的营养物质和膳食纤维。在进行营

养配餐时，应该根据个人的需求和健康状况，选择多种谷物类食物，并结合其他食物一起食用，以获得更全面的营养，做到健康饮食。

(2)大豆的营养价值。大豆是一种营养价值非常高的食物，它含有丰富的营养成分，对人体健康有多种益处。大豆的一些主要营养价值和成分如下所述。

①蛋白质：大豆是植物性食物中蛋白质含量较高的一种，含有人体所需的必需氨基酸，是一种优质的蛋白质来源。

②脂肪：大豆含有健康的不饱和脂肪酸，包括 ω-3 脂肪酸，有助于降低心脏病的风险。

③纤维：大豆富含膳食纤维，有助于消化系统的健康，促进肠道蠕动，预防便秘。

④矿物质：大豆含有多种矿物质，如钙、铁、镁和磷，对骨骼健康和身体其他功能至关重要。

⑤维生素：大豆含有多种维生素，包括维生素 K、维生素 E 和一些 B 族维生素，这些维生素对维持身体正常功能非常重要。

⑥植物化学物质：大豆含有多种植物化学物质，如异黄酮，这些物质具有抗氧化作用，可能有助于预防某些类型的癌症和心血管疾病。

⑦低饱和脂肪：与许多动物性食品相比，大豆的饱和脂肪含量较低，有助于降低胆固醇水平。

⑧无胆固醇：大豆不含胆固醇，是素食者和需要控制胆固醇摄入的人群的理想选择。

⑨GABA：一些研究表明，大豆中含有的 γ-氨基丁酸（GABA）有助于减轻压力和焦虑。

⑩大豆异黄酮：这是一种植物雌激素，有助于调节女性激素水平，对更年期症状有一定的缓解作用。

食用大豆的方式有多种，包括豆腐、豆浆、豆奶、大豆蛋白粉等，是素食者和非素食者饮食中的重要组成部分。需要注意的是，有些人可能对大豆或其制品过敏，应适量食用并注意身体反应。

(3)杂豆类的营养价值。杂豆类是指除了大豆之外的其他豆类，如黑豆、红豆、绿豆、扁豆、鹰嘴豆等。这些豆类同样具有丰富的营养价值和多样的健康益处。一些常见杂豆类的主要营养价值和成分如下所述。

①蛋白质：杂豆类是良好的植物性蛋白质来源，含有人体所需的多种氨基酸。

②纤维：杂豆类富含膳食纤维，有助于改善消化系统健康，降低胆固醇，控制血糖水平。

③维生素：杂豆类含有多种维生素，包括 B 族维生素、维生素 C、维生素 K 等。

④矿物质：杂豆类含有铁、钙、镁、钾等矿物质，对骨骼健康、肌肉功能和神经传导等有重要作用。

⑤抗氧化剂：杂豆类含有多种抗氧化剂，如黄酮类、酚类化合物等，有助于减少

氧化应激和预防慢性疾病。

⑥低脂肪：杂豆类的脂肪含量相对较低，且主要是不饱和脂肪酸，有助于心脏健康。

⑦低 GI：许多杂豆类具有较低的血糖指数（GI），有助于控制血糖水平，适合糖尿病患者食用。

⑧植物化学物质：杂豆类含有植物化学物质，如异黄酮、皂苷等，这些物质可能具有抗癌、抗炎等健康益处。

食用杂豆类的方式有多种，如煮汤、做沙拉、炖菜、做豆泥等，是健康饮食的重要组成部分。适量食用杂豆类，可以为身体提供必需的营养，同时帮助维持健康的体重和生活方式。

不同种类的豆类及豆制品在营养价值上可能会有些差异。例如，大豆及其制品通常含有更高的蛋白质和植物化学物质，而其他豆类可能富含更多的膳食纤维。因此，在进行营养配餐时，可以根据个人的需求和喜好选择不同种类的豆类及豆制品。

总结起来，豆类及豆制品是一种营养丰富、健康的食物选择。它们提供了高质量的植物蛋白质、复合碳水化合物、膳食纤维、维生素、矿物质和植物化学物质。将豆类及豆制品纳入均衡的饮食中，有助于维持身体健康和预防慢性疾病的发生。

（4）蔬菜、水果的营养价值。蔬菜、水果对于保持健康和提供身体所需的营养至关重要。蔬菜、水果的主要营养价值和成分如下所述。

①维生素：蔬菜、水果是维生素的良好来源。它们富含维生素 C、维生素 A、维生素 K、B 族维生素等。维生素 C 对于免疫系统的正常功能和抗氧化作用至关重要；维生素 A 有助于维护视力和皮肤健康；维生素 K 对于血液凝结和骨骼健康至关重要；B 族维生素对于能量代谢和神经系统功能起着重要的作用。

②矿物质：蔬菜、水果富含多种矿物质，如钾、镁、钙、铁和锌等。钾对于维持正常心脏功能和血压稳定至关重要；镁对于骨骼健康、神经系统功能和能量代谢起着重要作用；钙是骨骼健康的关键；铁对于氧气运输和血红蛋白合成至关重要；锌对于免疫系统功能和细胞生长起着重要的作用。

③膳食纤维：蔬菜、水果富含膳食纤维，包括可溶性纤维和不溶性纤维。膳食纤维对于促进消化系统健康、预防便秘、降低胆固醇和控制血糖有益。

④抗氧化剂：蔬菜、水果中含有丰富的抗氧化剂，如类黄酮、多酚和维生素 C 等。这些化合物有助于抵抗自由基的损害，预防慢性疾病的发生。

不同种类的蔬菜、水果在营养价值上可能会有些差异。深绿色蔬菜（如菠菜和甘蓝）富含维生素 K 和叶酸；橙色蔬菜（如胡萝卜和南瓜）富含维生素 A。因此，在进行营养配餐时，可以根据个人的需求和喜好选择不同种类的蔬菜、水果。

总结起来，蔬菜、水果是一种营养丰富、健康的食物选择，它们提供了丰富的维生素、矿物质、膳食纤维和抗氧化剂。将蔬菜、水果纳入均衡的饮食中，有助于维持身体健康、预防慢性疾病的发生，并提供人体所需的营养物质。

二、影响人体营养需求的因素

1. 主要因素

人体的营养需求受多种因素的影响，其主要影响因素包括以下几个方面。

(1)年龄。供应对象的年龄不同，身高及体重则不同，或生长发育的阶段不同，因此，其生理特征也不同，其能量和营养素需求也就不同。若以单位体重计算，则对营养需求最高的是0～2个月的婴儿；若不考虑单位体重，则20～50岁的成年人对热量的需求最高。

(2)性别。性别是影响能量及营养素需求的关键因素。在低年龄段和高年龄段，不同性别的能量和营养素需求差别不大，甚至可以忽略。但从12岁开始一直到55岁，不同性别的能量和营养素的需求差别则比较明显，同一年龄组中，男性所需热量均高于女性，所以，设计营养餐时要注意性别问题。

(3)生理状况。对于女性供应对象，还要看其是否处在特殊的生理时期，如是不是孕妇、乳母或处于月经期。如果是孕妇(中期或中晚期)或乳母，由于其生理上有较大的变化，能量和营养素需求有较大提高，对热量、蛋白质、钙、铁、碘、维生素A、维生素D、B族维生素、维生素C的需求量均高于普通女性。

(4)职业。供应对象的工作性质不同，其劳动强度就不同，有轻、中、重之分，其对热量的需求也不同。同时，所处的工作环境不同，其热量需求也会有所不同。

(5)营养状况。供应对象的营养状况如何，是基本合理还是存在较大问题，这是在进行营养配餐及膳食设计时需要首先评估的方面，是影响餐食设计的重要因素。

(6)健康状况。一个人的健康状况也影响其热量和营养素的需求，尤其是那些患有与膳食营养密切相关的慢性疾病患者，如糖尿病、高血脂、高血压、骨质疏松等，其饮食设计更是需要注意，不仅不能加剧病情，而且要通过营养饮食来预防和辅助治疗疾病。

2. 供应对象的其他要求

(1)饮食习惯。营养餐食的接受程度如何，在一定程度上受服务对象饮食习惯的影响，营养餐食要求必须在可能的范围内投其所好，设计出服务对象喜爱或能够接受的营养餐食。

(2)宗教信仰及民族。宗教信仰及民族也是影响饮食的因素之一，这一点要切记，在设计餐食时不能犯了忌讳。

(3)性别上口味的差别。在对食物口味的要求上男女有别。一般来说，男性喜欢大块肉，而女性喜欢精致多样的菜式。另外，男女食量也有所差别。所以，在菜品设计时，应充分考虑供应对象的性别。

(4)不同年龄段对营养、口味的喜好。除营养需求不同外，不同年龄段对食物的色、香、味、形等感官性的要求也不同。例如，为年幼者设计菜品时，要注重色彩、形状等要素，他们更喜欢色彩鲜艳、形状可爱的菜品，因此要增加菜品的变化性，投其所好。对年长者，要考虑他们的咀嚼能力，应注重食物的软硬程度及烹制方式，可切碎、搅打或制成软质的食物形态。

（5）生理状况。对于处在特殊生理状况的女性，在食材的选择上要考虑周全。对于孕妇，应避免可能导致流产的食物，如薏仁、人参等中药材；对于产妇，则应增加一些特殊食材，如具有催乳作用的花生、猪脚、黄豆芽等；对于月经期的女性，在选择食材时也要予以适当考虑。

（6）地方性。一方水土养一方人，来自不同地域的人们，其饮食习惯有着明显的地方特征，如在口味喜好上，我国具有南甜北咸的总体特征，因此，在进行团体菜品设计时尽量予以照顾。

（7）其他因素。其他因素包括个人的健康状况、饮食偏好、经济状况等。特别是提供病患餐食时更应充分考虑，因为生病时本来就胃口不佳，若提供其不喜欢吃的食物或未曾吃过的食物，自然会造成其饮食上的抱怨或不适，也影响膳食的设计等。

3. 食物的营养价值评定

随着人们生活水平的提高，人们对食物的口味、美感等方面的追求越来越高，但是很多美味的食物营养价值不一定高，那么如何评定食物的营养价值呢？评定食物的营养价值通常可以通过以下几个方面进行。

（1）能量密度评估。能量密度是指每克食物中所含的能量值，其计算公式为能量密度＝一定量食物提供的能量值/能量推荐摄入量。能量密度可以用来评估食物提供的能量相对于其质量或体积的多少。一般来说，能量密度高的食物在相同质量或体积下，可以提供更多的能量。相比之下，低能量密度的食物通常富含水分、纤维和蛋白质，如水果、蔬菜、全谷物、瘦肉和鱼类等，这些食物在提供相对较少能量的同时，能够提供较多的营养素，有助于增加饱腹感并控制总能量摄入。

在实际饮食中，可以通过以下方法控制能量密度：

①增加摄入水分和纤维：选择富含水分和纤维的食物，如水果、蔬菜和全谷物，这些食物能够增加饱腹感并减少总能量摄入。

②控制高能量密度食物的摄入量：高能量密度的食物虽然可以食用，但需要注意控制摄入量，避免摄入过量能量。

③合理的烹饪方法：选择低脂肪和低热量的烹饪方法，如蒸、烤、煮或炖，以减少食物中的脂肪和能量含量。

④增加蛋白质摄入：蛋白质相对于脂肪和碳水化合物来说，提供相对较少的能量，同时也能增加饱腹感。适量摄入蛋白质可以帮助控制能量密度。

总体来说，选择低能量密度的食物、合理地控制摄入量、采用合适的烹饪方式，有助于控制总能量的摄入，维持健康的体重和营养平衡。

（2）营养密度评估：营养密度是指食物中所含营养素的丰富程度与其热量含量的关系。评估食物的营养密度可以通过计算每 100 g 或每份食物中所含各种营养素的总含量进行比较。含有更多的营养素且热量较低的食物，通常被认为具有较高的营养密度。

（3）功能性评估：除基本的营养成分外，一些食物还具有特定的功能性成分，如抗氧化剂、纤维素、益生菌等。通过评估食物中这些功能性成分的含量和作用，可以进一步评估其营养价值。

（4）消化吸收效果评估：食物的营养价值还与其在人体内的消化吸收效果有关。有些食物可能含有丰富的营养素，但由于其结构或其他因素，难以被人体充分吸收和利用。因此，评估食物的消化吸收效果也是评定其营养价值的重要因素之一。

需要指出的是，评定食物的营养价值是一个综合性的过程，需要考虑多个因素。此外，个体的营养需求和身体状况也会对食物的营养价值产生影响。因此，在评定食物的营养价值时，建议综合考虑多个因素，并结合个人的实际情况进行判断。

 学习加油站

　　请扫描二维码，观看营养素密度和营养质量指数计算。

营养素密度和营养质量指数计算

三、人体能量需求量的计算

1. 人体能量需求量及计算方法

人体能量需求量是指人体在一定时间内所需的能量摄入量，通常以千卡（kcal）为单位来衡量。人体能量需求量会因个体的性别、年龄、身高、体重、体脂肪含量、日常活动水平和代谢率等因素而有所不同。

一般来说，成年人每天的能量需求量为 1 500～2 500 kcal。然而，这个范围仅供参考，具体的能量需求量还需要根据个人的具体情况进行调整。

2. 计算人体每日能量需求量

（1）根据身高、体重，计算出标准体重：

$$标准体重（kg）=身高（cm）-105$$

（2）根据实际体重与身高，计算出体重指数（Body Mass Index，BMI）。BMI 是衡量肥胖程度常用的指标，通过计算身高和体重的比值来判断人体肥胖。BMI 的计算公式：

$$BMI（kg/m^2）=实际体重（kg）/[身高（m）]^2$$

（3）判断人体体脂的情况。

1）根据世界卫生组织（WHO）的标准，人体 BMI 可分为以下几个范围：

①BMI<18.5：体重过轻，可能存在营养不良或健康问题。

②18.5≤BMI<24.9：体重正常，健康状况良好。

③25≤BMI<29.9：超重，可能存在轻度肥胖问题。

④30≤BMI<34.9：肥胖（一级），可能存在中度肥胖问题。

⑤35≤BMI<39.9：肥胖（二级），可能存在重度肥胖问题。

⑥BMI≥40：肥胖（三级），可能存在极度肥胖问题，对健康带来严重风险。

2）根据中国疾病预防控制中心发布的信息，人体 BMI 可分为以下几个范围：

①BMI<18.5：体重过轻。

②18.5≤BMI<23.9：体重正常。

③24≤BMI<27.9：超重，可能存在轻度肥胖问题。

④BMI≥28：肥胖。

这一标准是根据中国人群的体质特点制定的，与世界卫生组织（WHO）的标准略有不同。因此，中国公共营养师在评估人体 BMI 范围时，会根据这一标准来判断个体的营养状况。

 学习加油站

请扫描右侧二维码，查询普通人群能量需求量。

普通人群能量需求量

（4）一日能量需求量（kcal）＝标准体重（kg）×单位标准体重能量需求量（kcal/kg）。成年人每日（标准体重）能量需求量详见表 1-2。

表 1-2　成年人每日能量需求量估算表（kcal/kg 标准体重）

体型	极轻体力活动	轻体力活动	中体力活动	重体力活动
消瘦	35	40	45	45～55
正常	25～30	35	40	45
超重	20～25	30	35	40
肥胖	15～20	20～25	30	35

 课堂练习

请扫描二维码，检验本部分学习成果。

课堂练习

3. 食物总供能量的计算

（1）通过食物成分表查找已知食物所含碳水化合物、脂肪、蛋白质（也可称为三大产能营养素）的含量。

（2）根据产能系数，计算出已知食物的总供能量。

在营养学中，食物产能系数是指食物所提供的能量与其自身能量含量之间的比值。它反映了食物在人体内被消化、吸收和利用的效率。

食物产能系数的计算公式为

食物产能系数＝食物所提供的能量/食物的能量含量

其中，食物所提供的能量是指食物被消化、吸收和利用后，为人体提供的能量；食物的能量含量是指食物中所含有的能量，通常以卡路里(cal)或焦耳(J)为单位。

能量系数是指每克产能营养素在体内氧化所产生的能量值，也称为"食物能量卡价"。碳水化合物、脂肪、蛋白质的能量系数分别为 17.15 kJ(4.1 kcal/g)、39.54 kJ(9.54 kcal/g)和 23.64 kJ(5.65 kcal/g)。

食物中的营养素在消化道内并非 100％吸收。一般混合膳食中碳水化合物、脂肪、蛋白质的吸收率分别为 98％、95％、92％。所以，这三种产能营养素在体内氧化实际产生能量为

1 g 碳水化合物：17.15 kJ×98％＝16.81 kJ(4.0 kcal/g)

1 g 脂肪：39.54 kJ×95％＝37.56 kJ(9.0 kcal/g)

1 g 蛋白质：23.64 kJ×92％＝21.75 kJ(5.2 kcal/g)

因此，碳水化合物、脂肪、蛋白质的产能系数也可以用 4.0 kcal/g、9.0 kcal/g、5.2 kcal/g 来记忆，可以根据三大产能营养素的能量系数计算出食物中的总能量。

 学习加油站

请扫描二维码，快速查阅食物成分表。

食物成分表

4. 三大产能营养素的计算

产能营养素是人体每天摄取的所有营养素中，在体内可以产生能量的营养素，也称为宏量营养素，包括蛋白质、脂肪、碳水化合物三大类。当机体处于饥饿状态时，碳水化合物的储备迅速减少，而脂肪和蛋白质作为长期能量消耗时的能源。

三大产能营养素在总能量供给中应有一个恰当的比例，如图 1-1 所示。一般情况下，年龄越小，蛋白质及脂肪供能占比越大。成人脂肪摄入量不宜超过总能量的 30％。三大产能营养素供能计算步骤如下：

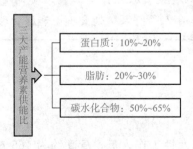

图 1-1 三大产能营养素供能比

第一步：掌握每日三大产能营养素的供能比。

蛋白质为 10％～20％；脂肪为 20％～30％；碳水化合物为 50％～65％。三者供能比之和为 100％。

第二步：根据产能系数计算出每日产能营养素供给量。

能量系数：蛋白质为 4.0 kcal/g(16.81 kJ/g)；脂肪为 9.0 kcal/g(37.56 kJ/g)；碳水化合物为 5.2 kcal/g(21.66 kJ/g)。

第三步：确定三餐能量分配比例。

三餐能量分配：早餐占 30％；午餐占 40％；晚餐占 30％。

第四步：依据餐次比例，计算每餐产能营养素的供给量。

☀ 营养视野窗——担起社会责任感，提升人们健康素养

更好满足群众多元化、健康化、个性化营养健康需求

党的二十大报告提出："坚持把实现人民对美好生活的向往作为现代化建设的出发点和落脚点"，"健全基本公共服务体系，提高公共服务水平"。由国际营养科学联合会指导、中国营养学会和亚洲营养学会联合会主办的第十四届亚洲营养大会于 2023 年 9 月 14 日至 17 日在四川省成都市举办，与会嘉宾以"可持续营养助力未来"为主题，围绕营养与可持续发展、全生命周期营养等内容，深入探讨展望未来。

国家卫生健康委员会数据显示，目前全国已试点建设 1.6 万家营养健康餐厅和营养健康食堂，培育 2.5 万名营养指导员，积极开展营养服务进学校、进社区活动，2023 年全国居民健康素养水平达 29.70％，中国人均期望寿命持续提高，主要健康指标居于中高收入国家前列，人民群众健康权益得到良好保障。

为守护群众"舌尖上的安全"，近年来，我国编制《成人高脂血症食养指南》《成人高血压食养指南》《成人糖尿病食养指南》《儿童青少年生长迟缓食养指南》，制定发布食品安全国家标准 1 400 多项，包含 2.3 万个有关技术指标，涵盖 340 多种食品类别，实现从农田到餐桌、从生产加工到消费的全链条、各环节监管，有效保障儿童、孕产妇、老年人等全人群饮食安全和膳食营养。

工作任务实施

▌工作情景描述

某公司一名中等体力的女性工作人员，身高约为 165 cm，体重为 55 kg，中午以 172 g 白菜、82 g 猪排、110 g 粳米为午餐，请你判断其午餐是否满足碳水化合物的需求。如果她想要减肥，其营养餐符合要求吗？请你为她设计能够满足其能量需求的午餐。

▍学习目标

1. 知识目标

(1)了解人体能量需求量与食物成分表；

(2)熟悉人体能量需求量的计算方法。

2. 能力目标

(1)能准确、自主进行营养素及能量的计算；

(2)能熟练进行食谱的定量计算及食谱的编制。

3. 素质目标

(1)培养学生以人为本、因人而异、对具体问题进行具体分析的精神；

(2)培养学生对每餐膳食计算的定量科学精神；

(3)培养学生善沟通、能协作、高标准、精益求精的专业素质。

▍工作流程与活动

工作活动1：任务确立(课前自学，熟悉不同人群营养素的需求及要求)。

工作活动2：查出食物的营养成分及三大供能性营养素的含量。

工作活动3：根据配餐对象查找或计算出参考摄入量。

工作活动 1：任务确立

一、活动思考

思考1：查询并记录该配餐对象的基础信息(性别、年龄、身高、体重等)，以及是否存在基础病等。

_____

_____

_____

思考2：根据已知条件，分析食物成分表及中国居民膳食营养素参考摄入量(DRIs)。

_____

_____

_____

二、思想提升

有个成语为"因人而异"，你是如何理解的？你如何安排和规划营养配餐员的前期准备工作？在任务确立时，主要准备工作有哪些？

_____

_____

_____

三、工作任务确立

1. 了解配餐对象的基本情况

个人基础信息调查表

姓名		性别		年龄		照片
民族		身高		体重		
从事工作		腰围		臀围		
有无肥胖、高血压、糖尿病病史						
□有　□无		□1 年以内　□5 年以内　□10 年以内　□长期				
有无过敏史						
□有　□无		过敏食物有：				
是否挑食		□是　□否				
饮食作息是否正常		□是　□否				
喜欢的烹饪方式		□蒸　□煮　□煎　□炸　□烤　□焗				
其他饮食要求						

2. 查找食物成分表及中国居民 DRIs

 学习加油站

　请扫描二维码，快速查阅食物成分表及中国居民 DRIs。

食物成分表及
中国居民 DRIs

工作活动2：能量计算及食谱设计

一、任务思考

思考1：根据该配餐对象的身高、体重及其体力活动，思考其一天所需要的基础能量。

_____

_____

_____

思考2：根据配餐对象每餐所需要的能量，思考其碳水化合物、蛋白质、脂肪的需求量。

_____

_____

_____

思考3：查找食物成分表，思考配餐对象所食用产能的食物是否满足其能量需求。

_____

_____

_____

_____

二、活动实施

活动步骤	活动要求	工作安排	过程记录
步骤1	在营养配餐大赛中，一般要求设计一日带量食谱，参赛选手需要在60 min内现场独立完成计算。小组成员可以分角色扮演配餐对象，给出自己模拟的配餐对象条件	根据该配餐对象的身高、体重及其体力活动，计算其一天所需要的基础能量	小组成员记录交流谈话过程
步骤2	一般在进行计算时，相关参数数据参照以下教材：《营养配餐员》(基础知识)、中国就业培训技术指导中心、人力资源和社会保障部职业技能鉴定中心，中国人力资源和社会保障出版集团，2021；《健康中国行动(2021—2030)》，健康中国行动推进委员会，2021；《中国居民膳食指南》，中国营养学会，人民卫生出版社，2022	根据配餐对象每餐所需要的能量，思考其碳水化合物、蛋白质、脂肪所需能量	记录计算过程
步骤3	查找食物成分表及中国居民DRIs	快速查询食物成分表及中国居民DRIs	
步骤4	根据中等体力的女性工作人员的身高、体重，判断其午餐能量是否能够满足其能量需求	根据该女士午餐所摄取的食物，计算其午餐所摄取能量，计算其一天能量总摄入量	整理后保存留档
步骤5	根据中等体力的女性工作人员，设计符合其想要减脂的午餐食谱	将设计的午餐食谱制作出来	整理后保存留档

工作活动 3：评价与总结

一、评价

指标一	指标二	评价内容	权重分	自评	互评	教师	行业专家	服务对象
工作能力	小组协调能力	能够为小组采集信息，提出建议，阐明观点	10					
	实践操作能力	食谱设计合理科学，能够制作相关菜肴	10					
	表达能力	能够正确地传达工作内容及小组的特色	10					
	创新性	食谱设计科学、新颖、别出新意	10					
作品得分	职业岗位能力	解决服务对象面临的实际问题，设计出科学、实用性较强的食谱	30					
		菜肴制作可口、令人有食欲，服务对象满意	30					

二、总结

与客户沟通、服务能力		
能量计算、食谱设计及汇报能力		
菜肴制作能力		
改进措施		

📖 知识要点测试（营养配餐员比赛试题）

1. 稻米不要研磨得太精，否则（　　）所含的维生素、矿物质等营养素和膳食纤维大部分会流失。

  A. 谷类表层   B. 胚芽   C. 胚乳   D. 糊粉层

2. 大豆类蛋白质含量较高，蛋白质含量一般在（　　）左右。

  A. 35%   B. 37%   C. 42%   D. 44%

任务二　食谱的定量计算与设计

学习目标

知识目标：了解人体主要需求的营养素。

能力目标：掌握一餐食谱的计算与设计。

素质目标：培养学生的科学素养和健康意识，提高他们对健康饮食重要性的认识，以及在日常生活中实践健康饮食的能力。

任务描述

本任务依据营养配餐"1＋X"职业技能等级证书要求、营养配餐职业技能竞赛要求等，培养具有三级公共营养师职业岗位能力的高技术、技能型人才。主要培养学生准确进行定量营养素及能量的计算，熟练地进行主食、副食数量计算，以及一餐、一日主、副食的定量计算及设计。

任务分析

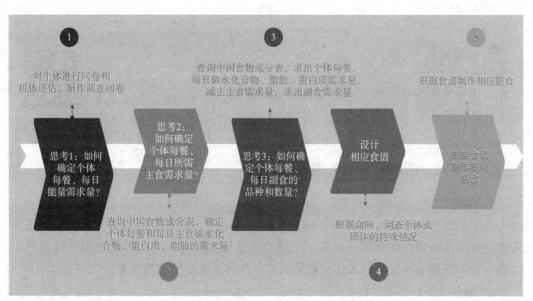

知识准备

一、餐食谱编制的步骤

（1）了解餐食供餐对象的相关信息，即年龄、性别、工作、生理状态、健康状况、饮食习惯等基本情况。

（2）检索"中国居民膳食营养素参考摄入量（DRIs）"，确定供餐对象每日能量的需求量；或者通过身高、体重、工作劳动强度等信息计算供餐对象的能量需求。

对于供应对象信息不充分者，如缺乏身高、体重等信息，只知道其年龄、性别、工作劳动强度等，可通过查询"中国居民膳食营养素参考摄入量（DRIs）"，得到供餐对象的每日能量需求。如果供餐对象的有关信息较为充分，了解其身高、体重则可计算BMI，判断其体形，进而通过计算，可较为准确地确定其每日能量需求；或体形正常时查询"中国居民膳食营养素参考摄入量（DRIs）"，确定能量需求。

（3）确定每餐能量及三大产能营养素需求。

（4）确定每餐主食的种类和数量。

（5）确定每餐动物性副食及大豆类食物的种类和数量。

（6）确定每餐蔬菜和水果的种类及数量。

（7）确定每餐食用油和其他主要调味品的种类及数量。

（8）提出其他饮食建议。

（9）根据供应对象的营养素需求，对照所选择的食物营养素供应量进行调整，形成完整的食谱。

课堂练习

请扫描右侧二维码，检验本部分学习成果。

课堂练习

二、主食、副食需求量的确定

1. 主食

主食是指传统餐桌上的主要食物，相对副食而言，主要是指碳水化合物特别是淀粉的主要摄入来源，即稻米、小麦、玉米等，土豆、红薯、芋头等块茎类食物也可以当作主食。主食中所含的碳水化合物是人体一日所需能量的主要来源。

2. 副食

除米、面等主食外，每餐吃的其他辅食（如肉、蛋、蔬菜、水果等食物）即副食。那么主食、副食在一日食谱的计算与编制中如何计算出来呢？

学习加油站

请扫描二维码，查看一日食谱的计算与编制。

一日食谱的计算与编制

[情景案例分析]

已知一名女大学生，年龄 20 岁，身高 165 cm，体重 52 kg，为其设计一日早餐营养食谱。

 学习加油站

请扫描二维码，快速查阅：食物成分表及中国居民 DRIs。

食物成分表及中国居民 DRIs

[步骤 1] 该供餐对象为一名女大学生，属于轻体力劳动者，根据她的身高、体重，计算其 BMI。BMI $= 52 \div 1.65^2 = 19.1$，其值在 18.5~23.9 范围内，属于正常体形。

[步骤 2] 检索"中国居民膳食营养素参考摄入量（DRIs）"，查出该女大学生一日能量的需求量：轻体力劳动者，一日推荐量为 8 786 kJ（2 100 kcal）。

蛋白质需求量可以直接按"中国居民膳食营养素参考摄入量（DRIs）"给出的营养配餐方法的 65 g 供给，也可以按占能量的 10%~15% 计算出供给量，具体如下：

①蛋白质供给量 $= 8\,786$ kJ（2 100 kcal）$\times$（10%~15%）$\div 16.7$ kJ/g（4 kcal/g）$= 53$~79 g，本情景案例中按能量比例的 15% 计算，即 79 g。

②脂肪的供给量可按占总能量的 20%~30% 计算，本情景案例按其中间值（25%）计算，具体如下：脂肪供给量 $= 8\,786$ kJ（2 100 kcal）$\times 25\% \div 37.7$ kJ/g（9 kcal/g）$= 58$ g。

③碳水化合物供给量按占能量的 55%~65% 计算，本情景案例按其中间值（60%）计算：碳水化合物供给量 $= 8\,786$ kJ（2 100 kcal）$\times 60\% \div 16.7$ kJ/g（4 kcal/g）$= 316$ g。

[步骤 3] 确定早餐能量和各种营养素的需求量。早餐能量和三大产能营养素的供给量可按占全天需求量的 30%~35% 分配，本情景案例按 30% 计算：

①早餐蛋白质的供给量 $= 79$ g $\times 30\% = 23.7$ g；

②早餐脂肪的供给量 $= 58$ g $\times 30\% = 17.4$ g；

③早餐碳水化合物的供给量 $= 316$ g $\times 30\% = 94.8$ g。

[步骤 4] 确定早餐中主食的种类和需求量。为了增加早餐主食的品种和粗粮的供应，选择面粉和玉米作为早餐的食物原料，并按照习惯，将 80% 选择面粉、20% 选择粗粮玉米。根据中国食物成分表，编码 01-1-206 的小麦面粉碳水化合物含量为 70.9%，

选择 80 g 面粉，可供给的碳水化合物为 80 g×70.9％＝56.7 g。根据中国食物成分表，编码 01-3-109 的玉米面碳水化合物含量为 78.4％，选择 20 g 玉米面，可供给的碳水化合物为 20 g×78.4％＝15.7 g，早餐选择 80 g 面粉和 20 g 玉米面，即可获得碳水化合物为 56.7 g＋15.7 g＝72.4 g。因此，早餐主食中碳水化合物的实际供给量（72.4 g）与推荐量（94.8 g）还差 22.4 g，这部分可以通过其早餐中的其他食物供给。

[步骤 5]确定早餐中动物性副食和大豆类食物的种类及需求量。

按前面的计算可知，早餐蛋白质的供给量为 23.7 g。

首先减去主食面粉、玉米粉中蛋白质的供给量。根据中国食物成分表，编码 01-1-206 的小麦面粉蛋白质含量为 15.7％，编码 01-3-109 的玉米面蛋白质含量为 8.5％。

早餐动物性副食和大豆类食物中应供给的蛋白质＝23.7 g－（80 g×15.7％＋20 g×8.5％）＝9.4 g，动物性副食提供其中 2/3 的蛋白质，大豆类食物提供其中 1/3 的蛋白质。按平时的习惯，同时纠正中国居民传统膳食结构的缺陷，早餐的动物性食物选择牛奶。查看中国食物成分表，牛奶的编码为 10-1-109，其蛋白质含量为 2.9％，因此牛奶的供给量＝9.4 g×2/3÷2.9％＝216 g。

大豆类食物选择豆腐干，在中国食物成分表中编码为 03-1-529，蛋白质含量为 19.6％。豆腐干的供给量＝9.4 g×1/3÷19.6％＝16.0 g。同时，牛奶和豆腐干还能够提供碳水化合物：216 g×4.9％＋16.0 g×11.4％＝12.4 g。

[步骤 6]确定早餐中蔬菜、水果的需求量和种类。

按中国居民平衡膳食宝塔结构中蔬菜、水果的数量要求，每天要有 300～500 g 的蔬菜和 200～400 g 的水果，因此，早餐应有 90～150 g 蔬菜供应，还可以有 60～120 g 水果，取中间值，即早餐蔬菜供应 120 g、水果供应 90 g。

结合已经选择的豆腐干，考虑到食物的搭配，将蔬菜选择柿子椒 40 g 和芹菜 80 g，凉拌豆腐干丝、芹菜及柿子椒。这两种蔬菜在营养上主要提供维生素 C 和一定的碳水化合物，其余的营养素（如蛋白质和脂肪等）含量很低，可以不计。查看中国食物成分表，计算编码为 04-3-124 的柿子椒和编码为 04-5-332 的芹菜提供的维生素 C 和碳水化合物：

40 g 柿子椒可提供的维生素 C 为 40 g×（130 mg/100 g）＝52 mg，可提供的碳水化合物为 40 g×3.8％＝1.5 g。

80 g 芹菜可提供的维生素 C 为 80 g×（4 mg/100 g）＝3.2 mg，可提供的碳水化合物为 80 g×4.8％＝3.8 g。

水果选择编码为 06-2-115 的桃子，可提供的碳水化合物为 90 g×11.0％＝9.9 g。

[步骤 7]确定每日食用油和其他主要调味品的种类和需求量。

由于蔬菜、水果中脂肪的含量很低，所以可以不计早餐食用油的供给量，为总脂肪需求量减去选择食物中已提供的脂肪量：

面粉提供的脂肪量：80 g×2.5％＝2.0 g；

玉米面提供的脂肪量：20 g×1.5％＝0.3 g；

牛奶提供的脂肪量：216 g×3.2％＝6.9 g；

豆腐干提供的脂肪量：16.0 g×35.2%＝5.6 g；

早餐食物共供给脂肪量：2.0＋0.3＋6.9＋5.6＝14.8 g；

早餐脂肪的需求量为 17.4 g，因此可再使用 2.6 g 食用油。

[**步骤 8**]根据供餐对象的营养素需求，对照所选择食物的营养素供给量进行调整

将以上所选食物的能量和主要营养素供给情况列成表，见表 1-3。其中 E、Pr、Fat、CHO、Ca、VC、VA 分别表示能量、蛋白质、脂肪、碳水化合物、钙、维生素 C、维生素 A。

表 1-3　女性轻体力劳动者早餐营养素供给量

食物	质量/g	E/kJ(kcal)	Pr/g	Fat/g	CHO/g	Ca/mg	VC/mg	VA/μgRE
面粉	80	1 185(283.2)	12.6	2.0	56.7	24.8	0	0
玉米面	20	242(57.8)	1.7	0.3	15.7	4.4	0	0
牛奶	216	525(125.4)	6.1	6.7	10.6	190.2	0	35.5
豆腐干	16.0	248(59.2)	2.8	5.0	1.8	50.3	0	0
芹菜	80	40(9.6)	0.48	不计	3.8	28.8	3.2	4
柿子椒	40	27(6.4)	0.4	不计	1.5	0	52	5.2
食用油	2.6	128(30.5)	0	2.6	0	0	0	0
桃子	90	170(40.5)	0.54	不计	9.9	2.7	0	0
合计					100			
早餐推荐量		2 565(612.6)	24.6	17.4	94.5	301.2	55.2	44.7
供给量站内推荐		2 636(630)	23.4	17.4	105.1	240	30	240
百分比/%		97.2	105.1	100		125.5	184	18.6
注：碳水化合物中包括了膳食纤维，但是膳食纤维不提供能量，因此虽然三大产能营养素的供给量超过了推荐量，但总能量的供给量只占推荐量的 97.2%								

[**步骤 9**]根据供餐对象的营养素需要，对照所选择的食物，进行调整。

由表 1-3 可以看出，除维生素 A 外，其他主要营养素的早餐供给量都达到或超出了推荐量的要求，特别是维生素 C 和钙（这是中国居民早餐中常缺乏的两种营养素）。本情景案例在设计食谱时，由于注重蔬菜和乳类的选择，因此改善了早餐的营养质量。维生素 A 属于脂溶性维生素，因此不一定每餐都要达到推荐量，一般只要在一周内达到推荐量即可，详见表 1-4。

表 1-4　早餐食谱

餐次	食物名称	原料组成	质量/g	烹调方法	备注
早餐	牛奶	牛奶	183.3	—	
	金银卷	面粉	90.6	蒸	增加粗粮，蛋白质互补作用
		玉米面	23.3		
	柿子椒、芹菜拌豆腐干丝	柿子椒	40	凉拌	加少量醋可保护维生素 C
		芹菜	100		
		豆腐干	17.3		
		芝麻油	6.3		
	水果	桃子	60	—	可放在加餐时使用

[**步骤10**]形成完整的食谱，制作菜肴。

 学习加油站

　　请扫描右侧二维码，观看菜肴烹饪制作视频。

菜肴烹饪制作
视频——蛋黄酥

菜肴烹饪制作视
频——干煸四季豆

菜肴烹饪制作视
频——宫保鸡丁

　　素养提升：在观看菜肴制作视频时，从原料选择到加工、装饰等，强调菜品制作中的食品安全卫生意识。

 营养视野窗——平等、公正、法治

营养标签里的"小秘密"

　　营养标签是指预包装食品标签上，向消费者提供食品营养信息和特征的说明，主要包括表格形式的"营养成分表"，以及在此基础上用来解释营养成分水平高低和健康作用的"营养声称""营养成分功能声称"。

　　营养成分表是一个包含食品营养成分名称、含量和占营养素参考值（NRV）百分比的规范性表格。它是营养标签必须展示的内容，也是各种声称的前提和基础。

　　例如，高蛋白食品，100 g食品中蛋白质含量大于或等于12 g，或100 mL食品中蛋白质含量大于或等于6 g；低脂肪食品，100 g食品中的脂肪含量小于或等于3 g，或100 mL食品中脂肪含量小于或等于1.5 g；低糖食品，100 g或100 mL该食品中糖含量小于或等于5 g。

　　营养标签有利于提高消费者对膳食营养健康的意识，提高全民健康素质，满足消费者的知情权，强化食品行业对营养的认识。规范企业正确标示营养标签，有利于促进公平贸易。

 工作任务实施

■工作情景描述

　　某高校一名男性教师，年龄24岁，身高175 cm，体重80 kg，最近打算控制体重，请你为他设计一餐带量午餐，并将相关菜肴制作出来。

▌学习目标

1. 知识目标

(1)了解人体能量需求量与食物成分表；

(2)熟悉人体能量需求量的计算方法。

2. 能力目标

(1)能准确进行营养素及能量的计算；

(2)能熟练进行主食、副食数量计算，以及一餐、一日食谱的定量计算与编制。

3. 素质目标

(1)培养学生以人为本、因人而异、对具体问题进行具体分析的精神；

(2)培养学生对每餐膳食计算的定量科学精神；

(3)培养学生善沟通、能协作、高标准、精益求精的专业素质。

▌工作流程与活动

工作活动 1：任务确立(课前自学，熟悉不同人群营养素的需求及要求)。

工作活动 2：查出食物的营养成分及三大供能性营养素的含量。

工作活动 3：根据配餐对象查找或计算出参考摄入量。

工作活动 1：任务确立

一、活动思考

思考 1：查询并记录该配餐对象的基础信息(性别、年龄、身高、体重等)，以及是否存在基础病等。

_____

_____

_____

思考 2：根据已知条件，分析食物成分表及中国居民 DRIs。

_____

_____

_____

二、思想提升

有个成语为"知止而后有定"，你是如何理解的？你如何安排和规划营养配餐员的前期准备工作？在任务确立时，主要准备工作有哪些？

_____

_____

_____

三、工作任务确立

1. 了解配餐对象的基本情况

个人基础信息调查表

姓名		性别		年龄		
民族		身高		体重		照片
从事工作		腰围		臀围		
有无肥胖、高血压、糖尿病病史						
□有　□无		□1 年以内　□5 年以内　□10 年以内　□长期				
有无过敏史						
□有　□无	过敏食物有：					
是否挑食	□是　□否					
饮食作息是否正常	□是　□否					
喜欢的烹饪方式	□蒸　□煮　□煎　□炸　□烤　□焗					
其他饮食要求						

2. 查找食物成分表及中国居民 DRIs

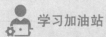 **学习加油站**

请扫描二维码，快速查阅食物成分表及中国居民 DRIs。

食物成分表及中国居民 DRIs

工作活动 2：能量计算及食谱设计

一、任务思考

思考 1：根据该配餐对象的身高、体重及其体力活动，思考其膳食能量供给量。

_____

_____

思考 2：根据配餐对象每餐所需要的能量，思考其碳水化合物、蛋白质、脂肪的需求量，以及三餐能量应如何合理分配。

_____

_____

思考 3：一餐主食、副食的种类及用量应如何确定？

_____

_____

二、活动实施

活动步骤	活动要求	工作安排	过程记录
步骤 1	在营养配餐大赛中，一般要求设计一日带量食谱，参赛选手需要在 60 min 内现场独立完成计算。小组成员可以分角色扮演配餐对象，给出自己模拟的配餐对象条件	根据该配餐对象的身高、体重及其体力活动，计算其一日膳食能量供给量。根据三大产能营养素的功能比，确定三大营养素的需求量	记录实践过程，整理后保存留档
步骤 2	查找食物成分表及中国居民 DRIs	根据任务要求，确定午餐能量及营养素的合理分配	记录计算过程
步骤 3	观看虚拟仿真软件设计一日食谱（扫码学习） 虚拟仿真软件设计一日食谱	查找食物成分表，确定一餐主食、副食的种类及用量。确定蔬菜、水果及油脂的种类及用量，尝试学习使用虚拟仿真软件，计算主食、副食的数量及种类	记录计算过程
步骤 4	根据配餐对象营养需求及其要求，设计一餐食谱，并请小组代表阐述设计过程和亮点。将食谱设计完成后保存留档	使用虚拟仿真软件，为配餐对象设计一餐食谱	整理后保存留档
步骤 5	根据配餐对象的饮食习惯、口味等，为其烹制一道营养餐，小组分工合作烹制菜肴	根据食谱烹制菜肴	拍照后保存留档

工作活动 3：评价与总结

一、评价

指标一	指标二	评价内容	权重分	自评	互评	教师	行业专家	服务对象
工作能力	小组协调能力	能够为小组采集信息，提出建议，阐明观点	10					
	实践操作能力	能够正确操作虚拟仿真软件；食谱设计合理、科学，能够制作相关菜肴	10					
	表达能力	能够正确地传达工作内容及小组的特色	10					
	创新性	食谱设计科学、新颖、别出新意	10					
作品得分	职业岗位能力	解决服务对象面临的实际问题，设计出科学、实用性较强的食谱	30					
		菜肴制作可口、令人有食欲，服务对象满意	30					

二、总结

与客户沟通、服务能力	
能量计算、食谱设计及汇报能力	

菜肴制作能力		
改进措施		

知识要点测试(营养配餐员比赛试题)

1. 以下不属于合理烹饪的是(　　)。

A. 加粗忌碱　　　　　　　　　B. 现烹现吃

C. 先切后洗　　　　　　　　　D. 上浆挂糊

2. 在高温下,油脂先发生部分水解,生成甘油和脂肪酸。当温度升高到(　　)℃以上时,可分解成酮类和醛类物质,同时生成多种形式的聚合物。

A. 200　　　　　B. 250　　　　　C. 300　　　　　D. 350

3. 烹炒白菜、豆芽、甘蓝、土豆,以及制作凉拌菜时,可适当加(　　),维生素的保存率可有较大的提高。

A. 碱　　　　　B. 糖　　　　　C. 盐　　　　　D. 醋

任务三　食物交换法的食谱设计

学习目标

知识目标:了解食物交换法原理,掌握食物能量交换计算。

能力目标:学会运用食物交换法为不同人群设计食谱。

素质目标：增强学生良好的食品卫生安全意识，培养学生吃苦耐劳的职业素养。

任务描述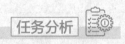

本任务依据营养配餐"1＋X"职业技能等级证书要求、营养配餐职业技能竞赛要求等，培养具有三级公共营养师职业岗位能力的高技术、技能型人才；主要引导学生熟悉食物交换方法，要求学生能够运用食物交换法计算及编制食谱。

任务分析

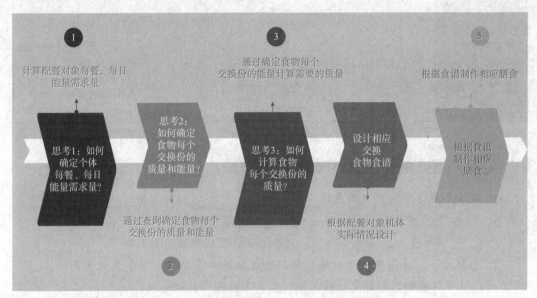

知识准备

一、食物交换法原理

食物交换法是指将已计算好的、所含营养素类似的常用食物进行互换，灵活地组织营养平衡的配餐方法，即计算每类食物交换份中能量和营养素的含量，每个交换份的同类食物中蛋白质、脂肪、碳水化合物等营养素含量相似。因此，在设计食谱时，同类的各种食物间可以相互交换。

二、食物交换法的基本步骤

（1）根据服务对象的基本情况，确定每日或每餐所需要的交换份。
（2）根据平衡膳食的要求，确定食物的种类和交换份。

课堂练习

请扫描二维码，检验本部分学习成果。

课堂练习

(3)根据各类食物的交换份，具体选择食物种类，确定供给量。

(4)根据服务对象的营养素需求，对照所选择的食物进行调整。

(5)将所选择的食物编制成食谱。

三、食物每个交换份的质量和能量确定

根据食物所含类似的营养素，可将常用的食物分为以下四大类和各小类。

(1)四大类食物主要有以下几种：

①碳水化合物较为丰富的谷薯类食物；

②维生素、矿物质和膳食纤维丰富的蔬菜、水果类食物；

③优质蛋白质丰富的肉鱼乳蛋、豆类及其制品；

④能量丰富的油脂、食糖和坚果类食物。

(2)各小类食物每个交换份的产能营养素含量详见表1-5。

表 1-5　每一份食物的产能营养素含量

组别	食品类别	每份质量/g	能量/kcal	蛋白质/g	脂肪/g	碳水化合物/g	主要营养素
谷薯组	谷薯类	25	90	2.0	—	20.0	碳水化合物、膳食纤维
蔬果组	蔬菜类	500	90	5.0	—	17.0	矿物质、维生素、膳食纤维
	水果类	200	90	1.0	—	21.0	
肉蛋组	大豆类	25	90	9.0	4.0	8.5	蛋白质
	乳类	160	90	5.0	5.0	4.0	蛋白质
	肉蛋类	50	90	9.0	6.0	6.0	蛋白质
供能组	坚果类	15	90	4.0	7.0	2.0	脂肪
	油脂类	10	90	—	10.0	—	脂肪
	食糖类	20	90	—	—	20	蔗糖

各食物中每个交换份的质量和产能营养素是多少呢？

项目一

 学习加油站

请扫描二维码，了解食物交换份法及食物每个交换的质量及产能营养素。

食物交换份法及食物
每个交换的质量
及产能营养素

[情景案例分析]

某成年女性轻体力劳动者，一日能量的总需求量为 8 368 kJ（2 000 kcal），请为其设计一日食谱。

解： 如果按每个交换份的热能供给为 377 kJ（90 kcal）计，她一日总的食物交换份为 8 368 kJ（2 000 kcal）÷377 kJ（90 kcal）＝22.2 份。

根据平衡膳食的要求，确定食物的种类和交换份。

由上面的计算可知，本情景案例配餐对象一日需要 22.2 份各类食物，根据各类食物营养素的主要分布情况，肉蛋组的交换份代表蛋白质的供给；谷薯类交换份代表碳水化合物的供给；脂肪的供给按每日 25 g 计算。

蛋白质：8 368 kJ（2 000 kcal）×13％÷377 kJ（90 kcal）＝2.8 份；

碳水化合物：8 368 kJ（2 000 kcal）×62％÷377 kJ（90 kcal）＝13.7 份；

脂肪的供给按每日 30 g 计，为 3 份。其余则为蔬果的交换份：22.2－（2.8＋13.7＋3）＝2.7（份）。根据各类食物的交换份，具体选择食物种类，确定供给量，见表 1-6。

表 1-6　每日食物份额与质量

食物种类	食物名称	份数	质量/g
主食	大米	5	125
	面粉	5	125
	玉米面	3.7	92.5
动物性食物	瘦猪肉	0.8	40
	带鱼	0.5	40
乳类、豆制品	牛奶	1	160
	豆腐	0.5	75
蔬菜、水果	白菜	0.3	150
	鲜蘑菇	0.2	100
	水发木耳	0.1	50
	茭白	0.3	120
	韭菜	0.3	150
	猕猴桃	0.75	150
	橘子	0.75	150

食物种类	食物名称	份数	质量/g
烹调用油	豆油	3	30
合计		22.2	

主食：大米 5 份，25×5＝125(g)

面粉 5 份，25×5＝125(g)

玉米面 3.7 份，25×3.7＝92.5(g)

动物性食物：瘦猪肉 0.8 份，50×0.8＝40(g)

带鱼 0.5 份，80×0.5＝40(g)

乳类、豆制品：牛奶 1 份，160×1＝160(g)

豆腐 0.5 份，150×0.5＝75(g)

蔬菜、水果：白菜 0.3 份，500×0.3＝150(g)

鲜蘑菇 0.2 份，500×0.2＝100(g)

水发木耳 0.1 份，500×0.1＝50(g)

茭白 0.3 份，400×0.3＝120(g)

韭菜 0.3 份，500×0.3＝150(g)

猕猴桃 0.75 份，200×0.75＝150(g)

橘子 0.75 份，200×0.75＝150(g)

烹调用油：3 份，10×3＝30(g)

根据服务对象的营养素需求，对照所选择的食物进行调整。

由表 1-6 可知，选择食物的份额正好为 22.2 份，符合要求；同时，还要注意选择食物的种类，如主食尽量选择一些粗杂粮；动物性食物的种类也要不限于某一种；蔬菜、水果要注意叶类、茎类、茄果类都要选择，同时注意蔬菜、水果的颜色，既有浅色的，也有深色的。根据所学的知识，要特别注意对维生素 C 含量高的蔬菜、水果的选择，本情景案例中的食物选择就充分考虑了这点。

将所选择的食物按能量分配食物份额，大致按 30%、40%、30%分配至一日三餐中，并编制成食谱，见表 1-7。

表 1-7 某女士一日食谱

餐次	食物名称	原料组成	质量/g	烹调方法	注意事项
早餐	牛奶	鲜牛奶	160	微加热	
	馒头	面粉	60	蒸	
		玉米面	40		
	拌茭白	茭白	120	凉拌	
		豆油	5		

续表

餐次	食物名称	原料组成	质量/g	烹调方法	注意事项
中餐	米饭	大米	125	煮	
	面片汤	面粉	20	煮	
	韭菜炒猪肉	猪肉	40	炒	
		韭菜	150		
		豆油	7.5		
	三鲜豆腐	豆腐	75	烧	
		鲜蘑菇	100		
		水发木耳	50		
		豆油	7.5		
	餐后水果	猕猴桃	150	—	
晚餐	馒头	面粉	45	蒸	时间不宜过长
		玉米面	52.5		
	糖醋带鱼	带鱼	40	烧	
		豆油	5		
	炒白菜	白菜	150	炒	
		豆油	5		
	餐后水果	橘子	150	—	—

 学习加油站

请扫描二维码，观看菜肴烹饪制作视频。

菜肴烹饪制作视频——川香小炒肉　菜肴烹饪制作视频——干烧鱼　菜肴烹饪制作视频——扬州炒饭

素养提升：在观看菜肴制作视频时，从原料选择到加工、装饰等，强调菜品制作中的食品安全卫生意识。

 营养视野窗——科学膳食，防治胃病

科学膳食，防治胃病

除蛋白质、糖类、脂肪、维生素、水和无机盐外，"第七大营养素"膳食纤维也是人体需要的营养物质之一。膳食纤维可以防治肠道疾病、缓解便秘与腹泻、预防脂肪代谢紊乱及心血管疾病、调节血糖、降低胃排空速度、增加饱腹感，调节体重。

但是，膳食纤维摄入并不是多多益善，过量摄入会引起肠胃胀气，影响其他营养素的吸收。《中国居民膳食指南》建议每天摄入膳食纤维25～30 g。

下面分享一些常见的高膳食纤维食材及膳食搭配技巧：用粗粮替换细粮，如全麦面包替换白面包、杂粮饭替换白米饭等；增加豆类摄入，可搭配炒菜或做汤

（如豌豆炒肉、排骨黄豆苦瓜汤），也可替换部分肉类（如素鸡炒芹菜）；蔬菜及菌菇类巧搭配，直接选择高纤蔬菜，或将高纤蔬菜、菌藻类与普通蔬菜搭配，如炒上海青搭配香菇、醋拌黄瓜搭配木耳等；用新鲜水果做加餐，加餐可安排在两餐之间；用原味坚果做加餐；必要时可考虑膳食纤维补充剂。

工作任务实施

▋工作情景描述

某女大学生，为了节约时间看书，每天都吃同样的食物，长久以往对生活失去了乐趣。已知她的体重正常，属轻体力活动者，按照新版中国居民营养素参考摄入量要求，其每日能量推荐摄入能量为 1 700 kcal，请你用食物交换法为其设计一份新颖又健康的食谱，并将相关菜肴制作出来。

▋学习目标

1. 知识目标

(1)了解人体能量需求量与食物成分表；

(2)熟悉人体能量需求量的计算方法。

2. 能力目标

(1)能准确进行营养素及能量的计算；

(2)能熟练进行主食、副食数量计算，以及一餐、一日食谱的定量计算与编制。

3. 素质目标

(1)培养学生以人为本、因人而异、对具体问题进行具体分析的精神；

(2)培养学生对每餐膳食计算的定量科学精神；

(3)培养学生善沟通、能协作、高标准、精益求精的专业素质。

▋工作流程与活动

工作活动 1：任务确立（课前自学，熟悉不同人群营养素的需求及要求）。

工作活动 2：查出食物的营养成分及三大供能性营养素的含量。

工作活动 3：根据配餐对象查找或计算出参考摄入量。

工作活动 1：任务确立

一、活动思考

思考 1：查询并记录该配餐对象的基础信息（性别、年龄、身高、体重等），以及是否存在基础病等。

思考2：根据已知条件，分析食物成分表及中国居民 DRIs。

_____

_____

_____

二、思想提升

古语有"三思而后行"，你是如何理解的？你如何安排和规划营养配餐员的前期准备工作？在任务确立时，主要准备工作有哪些？

_____

_____

_____

三、工作任务确立

1. 了解配餐对象的基本情况

个人基础信息调查表

姓名		性别		年龄		
民族		身高		体重		照片
从事工作		腰围		臀围		
有无肥胖、高血压、糖尿病病史						
□有　□无		□1年以内　□5年以内　□10年以内　□长期				
有无过敏史						
□有　□无		过敏食物有：				
是否挑食		□是　□否				
饮食作息是否正常		□是　□否				
喜欢的烹饪方式		□蒸　□煮　□煎　□炸　□烤　□焗				
其他饮食要求						

2. 查找食物成分表及中国居民 DRIs

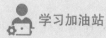 学习加油站

请扫描二维码，快速查阅食物成分表及中国居民 DRIs。

食物成分表及中国居民 DRIs

工作活动 2：能量计算及食谱设计

一、任务思考

思考 1：已知该女大学生每日所需能量，如何确定各类食物交换份数？

_____

_____

_____

思考 2：根据各类食物能量等值交换表，如何确定具体食物种类和供给量？

_____

_____

_____

思考 3：根据配餐对象对营养素的需求，对照所选择的食物，该如何调整？

_____

_____

_____

二、活动实施

活动步骤	活动要求	工作安排	过程记录
步骤 1	在营养配餐大赛中，要求使用食物交换法设计一日带量食谱，参赛选手需要在 60 min 内现场独立完成计算。小组成员可以分角色扮演配餐对象，给出自己模拟的配餐对象条件	已知配餐对象的每日所需能量，根据三大产能营养素的功能比，确定三大营养素需求量和各类食物交换份数	记录实践过程，整理后保存留档
步骤 2	查找各类食物能量等值交换份数，要求小组成员各司其职，积极提出设想	根据各类食物能量等值交换份数，确定具体食物种类和供给量	记录计算过程
步骤 3	观看虚拟仿真软件交换份法设计食谱(扫码学习) 虚拟仿真软件交换份法设计食谱	尝试使用虚拟仿真软件，对照所选择的食物进行食物交换法，确定主食、副食品种及数量	尝试使用虚拟仿真软件
步骤 4	根据配餐对象营养需求及其要求，设计一餐食谱，并请小组代表阐述设计过程和亮点。将食谱设计完成后整理并保存留档	运用食物交换法，确定一餐食谱	整理后保存留档
步骤 5	根据配餐对象的饮食习惯、口味等，为其烹制一道营养餐，小组分工合作烹制菜肴	根据食谱烹制菜肴	拍照整理后保存留档

工作活动 3：评价与总结

一、评价

指标一	指标二	评价内容	权重分	自评	互评	教师	行业专家	服务对象
工作能力	小组协调能力	能够为小组采集信息，提出建议，阐明观点	10					
	实践操作能力	能够运用虚拟仿真软件，利用食物交换法设计食谱；食谱设计合理、科学，能够制作相关菜肴	10					
	表达能力	能够正确地传达工作内容及小组的特色	10					
	创新性	食谱设计科学、新颖、别出新意	10					
作品得分	职业岗位能力	解决服务对象面临的实际问题，设计出科学、实用性较强的食谱	30					
		菜肴制作可口、令人有食欲，服务对象满意	30					

二、总结

与客户沟通、服务能力	
能量计算、食谱设计及汇报能力	

续表

菜肴制作能力		
改进措施		

知识要点测试(营养配餐员考核试题)

1. 患者,女性,78 岁,卧床状态,诊断为脑血管病后遗症。营养医生计划为患者设计营养食谱,下列食谱编制方法合适的是(　　)。

　　A. 乘除法　　　　　B. 食物交换法　　　C. 目测法　　　　　D. 加减法

　　E. 食物相克理论

2. 食谱设计的正确步骤是(　　)。

　　A. 确定能量和营养素目标,选择食物,计算和调整,评价食谱

　　B. 选择食物,确定能量和营养素目标,计算和调整,评价食谱

　　C. 评价食谱,确定能量和营养素目标,选择食物,计算和调整

　　D. 选择食物,评价食谱,确定能量和营养素目标,计算和调整

　　E. 确定能量和营养素目标,计算和调整,选择食物,评价食谱

3. 食物交换法将常用食物归为四类,其中含维生素、矿物质和膳食纤维较为丰富的是(　　)。

　　A. 蔬果类食物　　　B. 谷薯类食物　　　C. 肉蛋类食物　　　D. 坚果类食物

 拓 展 实 践

利用服务社区志愿者活动或跟岗学徒,在企业导师的指导下为以下人员设计相关营养食谱。

某女性 65 岁,身高 159 cm,体重 65 kg,在社区体检中发现舒张压升高,请你用所学知识为其设计一日带量食谱。

请将实施过程记录在企业实训记录表中。

企业实训记录

日期	第　　周		年　　月　　日	
姓名		班级		课时
任务名称				
实训目标				
实训步骤				
实训难点				
实训心得与改进				
记录图片				

项目二 一般人群营养配餐
设计与制作

项目引入

　　伴随着人们生活水平的提高，健康饮食的理念也越来越普及，人们对于营养配餐的认知也越来越高，更加注重吃得营养、吃得科学。越来越多的人群注重婴幼儿辅食添加、儿童营养不良和营养过剩的问题，关注老年人群的饮食营养与均衡。本项目根据《中国居民膳食指南(2022)》，通过科学分析，引导学生学习一般人群营养配餐设计与制作。

项目名称	一般人群营养配餐设计与制作
项目目的	掌握学龄前儿童、儿童青少年、老年人群的营养配餐设计方法
项目描述	学生使用营养配餐方法为学龄前儿童、儿童青少年、老年人群设计一日三餐；能够运用营养配餐方法制作出一餐营养餐
知识目标	了解食物原料营养知识及应用范围；熟悉计算人体能量代谢的数学公式
能力目标	会计算营养素需要量并设计食谱；掌握基本的面点制作和烹调制作工艺
素质目标	培养学生社会责任意识和家国情怀
验收要求	能够使用营养配餐设计方法，进行儿童餐、老年人营养餐的烹调制作

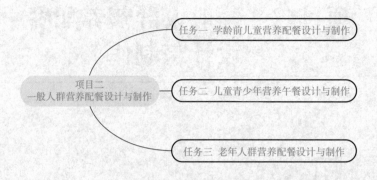

项目二
一般人群营养配餐设计与制作

任务一 学龄前儿童营养配餐设计与制作

任务二 儿童青少年营养午餐设计与制作

任务三 老年人群营养配餐设计与制作

项目二

"1＋X"职业技能等级证书要求

类型	营养配餐员	公共营养师
工作领域	健康管理机构、托幼养老中心、中高端餐饮企业等	健康管理机构、托幼养老中心、中高端餐饮企业等
工作任务	营养配餐、营养调查、配餐制作等	营养配餐、营养调查、配餐制作等
技能要求	掌握营养配餐方法，制作基本营养餐	掌握营养配餐方法，制作基本营养餐

任务一　学龄前儿童营养配餐设计与制作

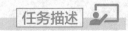 学习目标 ◎

　　知识目标：了解学龄前儿童一日所需的营养素，掌握学龄前儿童营养餐设计的原理及步骤。

　　能力目标：能够运用计算法设计学龄前儿童所需营养配餐，并能够制作相关菜品。

　　素质目标：培养学生严谨思学的态度，坚定学生专业自信和专业认同感。

任务描述 🖳

　　本任务依据营养配餐"1＋X"职业技能等级证书要求、营养配餐职业技能竞赛要求等，培养具有三级公共营养师职业岗位能力的高技术、技能型人才；主要培养学生准确计算学龄前儿童每餐、每日能量需要，要求学生能够熟练进行学龄前儿童主食、副食数量计算，以及一餐、一日主食和副食的定量计算及编制，并进行学龄前儿童膳食制作。

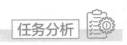

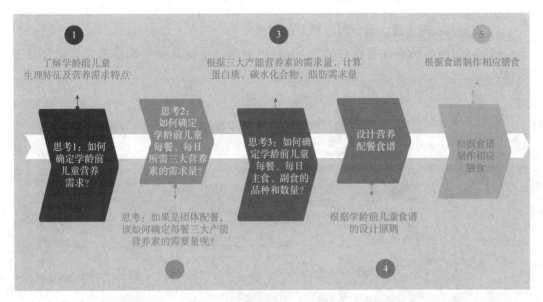

知识准备

一、学龄前儿童营养膳食设计与制作简介

　　幼儿满 2 周岁以后，摄入的食物种类和膳食结构已开始接近成人，这一时期是幼儿饮食行为和生活方式形成的关键时期。2～5 周岁的儿童，生长发育速度与婴幼儿时期相比略有下降，但仍处于较高水平，必须每天从膳食中获得充分的营养物质，才能满足其生长发育和身体活动的需要。足量食物、平衡膳食、规律就餐是此阶段儿童获得全面营养并进行良好的消化、吸收的保障。

　　近年来，随着生活水平的提高，学龄前儿童的营养与健康状况得到了很大改善，但仍存在两种营养不良的现象：一是由于能量和营养素摄入不足，在一些贫困地区仍有不少孩子患有贫血、佝偻病、生长发育迟缓等疾病；二是过量地摄入"三高"食物、饮食西化，摄入的高热能食物超过了机体代谢的需要，导致超重人群和城市肥胖儿童明显增加。

　　习近平总书记在党的二十大报告中指出"人民健康是民族昌盛和国家强盛的重要标志"。学龄前儿童是党和国家发展力量的后备军，其饮食健康不容忽视。

　　学龄前儿童的生理具有以下特点：

　　（1）身高每年平均增长 5～7 cm；体重每年平均增加 1～2 kg，生长迅速者可达 3～4 kg；

(2)乳牙已出齐，咀嚼能力与消化功能逐渐增强，胃容量为 650～850 mL；

(3)神经系统发育基本完成，但脑细胞的体积仍在增大；

(4)不能专心进食，在食物的选择上有自我倾向，模仿能力强。

二、学龄前儿童营养膳食设计与制作的原则

1. 满足儿童对能量、蛋白质、脂肪的需要

依据《中国居民膳食指南(2022)》绘制的中国学龄前儿童平衡膳食宝塔如图 2-1 所示。

学龄前儿童平衡膳食宝塔

	2~3岁	4~5岁
盐	<2 g	<3 g
油	10~20 g	20~25 g
奶类	350~500 g	350~500 g
大豆（适当加工）	5~15 g	15~20 g
坚果（适当加工）	—	适量
蛋类	50 g	50 g
畜禽肉鱼类	50~75 g	50~75 g
蔬菜类	100~200 g	150~300 g
水果类	100~200 g	150~250 g
谷类	75~125 g	100~150 g
薯类	适量	适量
水	600~700 mL	700~800 mL

图 2-1　中国学龄前儿童平衡膳食宝塔

儿童生长发育所需的能量、免疫功能的维持、脑的发育和神经髓鞘的形成，都需要脂肪，尤其必需脂肪酸。学龄前儿童的胃容量相对较小，而需要的能量又相对较高，其膳食脂肪供能比高于成人，占总能量的 30%～35%，亚油酸供能不应低于总能量的 4%，亚麻酸供能不低于总能量的 0.6%。因此，建议使用含有 α-亚麻酸的大豆油、低芥酸菜籽油或脂肪酸比例适宜的调和油为烹调油；在选择动物性食品时，也可以多选用鱼类等富含 n-3 长链多不饱和脂肪酸的水产品。

2. 各种营养素之间的比例要适宜

学龄前儿童日常膳食中的能量来源及其在各餐中的分配比例要合理，要保证膳食蛋白质中的优质蛋白质占适宜比例，要以植物油作为油脂的主要来源，同时，还要保证碳水化合物的摄入，各种矿物质之间也要配比适当。

3. 食物搭配要合理

注意主食与副食、杂粮与精粮、荤与素等食物的平衡搭配。食物的品种宜丰富多

样，一周内的菜式、点心尽可能不重复。每日膳食应由数量适宜的谷薯类、蔬菜类、水果类、畜禽肉蛋类、水产品类、大豆坚果类、乳类等食物组成，在各类食物数量相对恒定的前提下，同类中的各种食物可轮流选用，在这里可以采用食物交换法或食物代换法，从而发挥各种食物在营养上的互补作用，使儿童摄入的营养全面、均衡。主食做到粗细搭配、粗粮细作，副食做到荤素搭配、色彩丰富，食物尽可能原汁原味、清淡少盐。每周安排一次海产食物补充碘，安排一次动物的肝脏（约 25 g/人）补充维生素 A 和铁。在乳及乳制品中，钙含量丰富且吸收率高，是儿童钙的最佳来源。每天饮用 300～400 mL 奶或食用相当量的乳制品，可保证学龄前儿童钙摄入量达到适宜水平。

4. 膳食制度要合理

学龄前儿童以三餐两点制为宜，即：每天应安排早、中、晚三次正餐；在此基础上至少还有两次加餐，一般安排在上午、下午各一次；晚餐时间比较早时，可在睡前 2 h 安排一次加餐。加餐以乳及乳制品、水果为主，配以少量的松软面点。晚间加餐不宜安排甜食，以防止龋齿。能量配比：早餐加早点，占 30% 左右；午餐加午点，占 40% 左右；晚餐加晚点，占 30% 左右。

5. 注意制作和烹调方法

学龄前儿童的咀嚼和消化能力仍低于成人，他们不能进食普通的家庭膳食和成人膳食。此外，家庭膳食中往往会加入过多的调味品，也不宜学龄前儿童食用。在烹调方式上，宜采用蒸、煮、炖、煨等烹调方式。特别注意要完全去除皮、骨、刺、核等。大豆、花生等坚果类食物，应先磨碎制成泥糊浆等状态再进食。口味以清淡为好，不应过咸、油腻和辛辣，尽可能少用或不用味精或鸡精、色素、糖精等调味品。

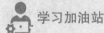 **学习加油站**

请扫描二维码，观看学习学龄前儿童食谱编制指南。

学龄前儿童食谱编制指南

三、学龄前儿童营养膳食编制注意事项

（1）营养均衡：确保食谱包含各种营养素，如碳水化合物、蛋白质、脂肪、维生素和矿物质；选择多样化的食物，包括全麦面包、蔬菜、水果、肉类、鱼类、蛋类、豆类等。

（2）控制甜食摄入：应减少学龄前儿童对甜食的摄入，因为过多的甜食可能导致蛀牙和其他健康问题；可以提供水果作为健康的甜点选择。

（3）分餐搭配：将食物分成小份，使学龄前儿童更容易食用。例如，将蔬菜和肉类切成小块，方便学龄前儿童咀嚼和吞咽。

（4）多样化的食物选择：提供各种不同的食物，以帮助学龄前儿童培养对不同食物的兴趣；尝试引入新的食物，并以有趣的方式介绍给学龄前儿童。

（5）考虑学龄前儿童的口味偏好：了解学龄前儿童对某些食物的喜好和厌恶，尽量在食谱中包含他们喜欢的食物，同时逐渐引入新的食物。

（6）保持食物的趣味性：可以通过制作有趣的形状或图案的食物，如动物形状的三明治或水果拼图，来提高学龄前儿童对食物的兴趣。

（7）规律的饮食时间：建立规律的饮食时间表，包括早餐、午餐、晚餐和适当的零食时间，帮助学龄前儿童养成良好的饮食习惯。

四、学龄前儿童营养膳食食谱编制的步骤

（1）确定儿童膳食能量和宏量营养素膳食目标。

（2）根据餐次比计算每餐营养素参考摄入量。

（3）根据碳水化合物的需求量，确定谷类主食的需求量。

（4）根据蛋白质的需求量，确定肉蛋类副食的需求量（包括豆类）。

（5）确定蔬菜、水果的需求量。

（6）确定油和食盐的用量。

（7）设计一日食谱及用料。

（8）确定食谱营养的分析计算，制作营养餐。

 课堂练习

请扫描二维码，检验本部分学习成果。

课堂练习

［情景案例分析］

为一名 5 岁的男学龄前儿童编制一日食谱。

1. 确定营养目标

根据儿童性别、年龄，查询《中国居民膳食营养素参考摄入量》（2022 修订版）得知：5 岁男童的每日能量参考摄入量为 1 400 kcal，蛋白质的参考摄入量为 30 g，蛋白质的供能比 $=30\times4\div1\,400=8.6\%$。

每日膳食中的脂肪含量 $=1\,400\times30\%\div9=46.7(g)$。

每日膳食中的碳水化合物含量 $=(1\,400-30\times4-1\,400\times30\%)\div4=215(g)$。

2. 根据餐次比计算每餐宏量营养素摄入目标

学龄前儿童餐次比，以早餐加早点占总能量的 30%、午餐加午点占总能量的 40%、晚餐加晚点占总能量的 30% 计算。

（1）早餐加早点或晚餐加晚点。

能量＝全日能量参考摄入量×30％＝1 400×30％＝420（kcal）

蛋白质参考摄入量＝全日蛋白质参考摄入量×30％＝30×30％＝9（g）

脂肪参考摄入量＝全日脂肪参考摄入量×30％＝46.7×30％＝14（g）

碳水化合物参考摄入量＝全日碳水化合物参考摄入量×30％＝215×30％＝64.5（g）

（2）午餐加午点。

能量＝全日能量参考摄入量×40％＝1 400×40％＝560（kcal）

蛋白质参考摄入量＝全日蛋白质参考摄入量×40％＝30×40％＝12（g）

脂肪参考摄入量＝全日脂肪参考摄入量×40％＝46.7×40％＝18.68（g）

碳水化合物参考摄入量＝全日碳水化合物参考摄入量×40％＝215×40％＝86（g）

3. 主食品种、需求量的确定

主食的品种主要根据用餐者的饮食习惯来确定，在我国，北方习惯以面食为主，南方则以大米居多。由于谷薯类是碳水化合物的主要来源，因此主食的需求量主要根据各类主食原料中碳水化合物的含量确定。

如果主食只吃一种食物，根据中国食物成分表查出所选食物含碳水化合物的百分含量，则

$$主食的需求量＝\frac{膳食中碳水化合物的目标量}{某种食物中碳水化合物的百分含量}$$

根据上一步的计算，早餐加早点中应含有碳水化合物64.5 g，若以小米粥和馒头、饼干为主食，则分别提供20％、50％和30％碳水化合物。查中国食物成分表得知，每100 g小米含碳水化合物73.5 g，每100 g馒头（富强粉）含碳水化合物48.3 g，每100 g饼干含碳水化合物70.6 g，则：

所需小米的量＝64.5×20％÷73.5％＝17.6（g）

所需馒头（富强粉）的量＝64.5×50％÷48.3％＝66.8（g）

所需饼干的量＝64.5×30％÷70.6％＝27.4（g）

4. 副食品种、需求量的确定

蛋白质广泛存在于动植物性食物中，除谷类食物能提供蛋白质外，各类动物性食物和豆制品是优质蛋白质的主要来源。因此，副食品种和数量的确定应在已确定主食用量的基础上，依据副食应提供的蛋白质数量来确定。其计算流程如下：

（1）计算主食提供蛋白质的量。

（2）蛋白质摄入目标量减去主食提供蛋白质的量，即副食应提供蛋白质的量。

（3）设定副食中蛋白质的2/3由动物性食物供给、1/3由豆制品供给，据此可计算出各种副食提供的蛋白质的量。

（4）查中国食物成分表，计算各类动物性食物及豆制品的需求量。

在此情景案例中，已知该5岁男童午餐加午点含蛋白质12 g、脂肪18.68 g、碳水化合物86 g。

1)计算午餐加午点中主食的需求量。假设以米饭(大米)为主食,查中国食物成分表得知,每100 g粳米含碳水化合物77.7 g,则

午餐加午点中所需粳米的量=86÷77.7%=111(g)

2)计算午餐加午点中副食的需求量。首先计算主食中含有的蛋白质的量。查中国食物成分表可知,100 g粳米含蛋白质8.0 g,则

主食提供的蛋白质的量=111×8.0%=8.88(g)

副食应提供的蛋白质的量=蛋白质摄入目标量-主食提供的蛋白质的量

$$=12-8.88=3.12(g)$$

设定副食中蛋白质的2/3由动物性食物供给、1/3由豆制品供给,因此:

动物性食物应提供蛋白质的量=3.12×2/3=2.08(g)

豆制品应提供蛋白质的量=3.12-2.08=1.04(g)

如果动物性食物由瘦猪肉供给,豆制品由豆腐提供。查中国食物成分表可知,每100 g瘦猪肉含蛋白质20.3 g,每100 g豆腐含蛋白质8.1 g,则

午餐加午点中瘦猪肉的需求量=2.08÷20.3%=10.3(g)

午餐加午点中豆腐的需求量=1.04÷8.1%=12.8(g)

5. 设计蔬菜和水果的品种和数量

依据图2-1所示中学龄前儿童水果和蔬菜每日的推荐摄入量,确定每日蔬菜和水果的摄入量。水果和蔬菜的品种可根据不同季节市场的供应情况,以及考虑与动物性食物和豆制品配菜的需要来确定。

6. 油和盐

世界卫生组织建议,儿童应减少钠的摄入量,以控制血压。推荐儿童每天最高摄入2 g钠,即5 g食盐。依据《中国居民膳食营养素参考摄入量(2023版)》规定,1~2岁幼儿每天摄入食盐控制在1 g左右,3岁幼儿每天摄入食盐控制在2 g以下,4~5岁幼儿每天摄入食盐控制在3 g以下。

对于2~3岁幼儿,每天烹调油摄入推荐量为15~20 g。油脂的摄入应以植物油为主,并有一定量动物脂肪的摄入。因此,应以植物油作为纯能量食物的来源。由中国食物成分表可知,每日摄入的各类食物提供的脂肪量,即

每日摄入的植物油量=每日需要的总脂肪量-每日主、副食物提供的脂肪量

已知该5岁男童午餐加午点的主食和副食为粳米111 g、瘦猪肉10.3 g、豆腐12.8 g。查询中国食物成分表可知,100 g瘦猪肉含脂肪6.2 g,100 g豆腐含脂肪3.7 g,100 g粳米(标二)含脂肪0.6 g。

午餐植物油的用量=18.68-111×0.6%-10.3×6.2%-12.8×3.7%=16.9(g)

早餐、晚餐植物油的用量以此类推。

7. 5岁男童的一日食谱

此情景案例中5岁男童食谱见表2-1。

表 2-1 5 岁男童的一日食谱

餐次	食物名称	原料	质量
早餐	小米粥	小米	17.6 g
	馒头	面粉	66.8 g
	炒菠菜	菠菜	50 g
		菜籽油	7 g
早点	牛奶	牛奶	150 mL
	饼干	饼干	27.4 g
午餐	软米饭	粳米	111 g
	番茄豆腐	番茄	50 g
		豆腐	12.8 g
		菜籽油	8 g
	狮子头	五花肉	20 g
	蘑菇油菜	鲜蘑菇	50 g
		菜籽油	10 g
午点	苹果	苹果	100 g
晚餐	面条	面条	150 g
		鸡蛋	50 g
	青椒炒香干	青椒	100 g
		香干	50 g
		大豆油	7 g
晚点	牛奶	牛奶	150 mL
	橘子	橘子	100 g

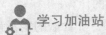 学习加油站

请扫描二维码，观看菜肴烹饪制作视频。

菜肴烹饪制作视频——富贵山药泥

菜肴烹饪制作视频——月牙蒸饺

菜肴烹饪制作视频——对虾卷

素养提升：在观看菜肴制作视频时，从原料选择到加工、装饰等，强调菜品制作

中的食品安全卫生意识。

营养视野窗——弘扬中华食疗文化，增强文化自信

中医食疗"小妙招"

进入冬季，呼吸道感染疾病高发，很多儿童在退烧后，咳嗽症状却持续存在。家长该如何帮助孩子有效缓解"咳咳咳"？中医食疗是我国传统文化的精髓，针对这个问题，从中医角度来讲，孩子咳嗽时间比较长，可以采用一些食疗方法进行调理：

(1)如果孩子表现为咳嗽、痰多、痰白清稀，可将新鲜的梨洗净，不去皮，挖去梨核，在梨中间加入陈皮、生姜，放在碗中隔水蒸，喝汤吃梨。

(2)如果孩子表现为干咳、少痰，可用百合、川贝炖梨。百合和川贝都具有滋阴、润肺的作用。

(3)如果孩子胃口不好，可用谷芽、麦芽煲水服用。谷芽、麦芽具有开胃健脾的作用，可以促进消化。

所以，家长要判断清楚后再对孩子使用正确的食疗方法。

工作任务实施

工作情景描述

幼儿园大班儿童年龄在4～6岁，平均年龄为5岁，某班级共有16人，包括4岁女童1人、男童2人；5岁女童3人、男童5人；6岁女童2人、男童3人，均为中体力活动者，请你为他们设计一日营养餐食谱。

学习目标

1. 知识目标

(1)了解学龄前儿童能量需求量与食物成分表；

(2)熟悉学龄前儿童能量需求量的计算方法。

2. 能力目标

(1)能准确进行营养素及能量的计算，并掌握对团体儿童营养餐的计算；

(2)能熟练对学龄前儿童进行主食、副食数量计算，以及一餐、一日食谱的定量计算及编制。

3. 素质目标

(1)引导学生关心、关爱儿童成长，勇担社会责任；

(2)培养学生善沟通、能协作、高标准、精益求精的专业素质。

工作流程与活动

工作活动 1：任务确立（课前自学群体营养素的需求及要求）。

工作活动 2：确定儿童膳食目标。

工作活动 3：确定三大供能性营养素膳食目标。

工作活动 1：任务确立

一、活动思考

思考 1：查询并记录该配餐对象的基础信息（性别、年龄、身高、体重等），以及是否存在基础病等。

_____

_____

_____

思考 2：根据已知条件，分析食物成分表及中国居民 DRIs。

_____

_____

_____

二、思想提升

有句古语叫作"博学之，审问之，慎思之，明辨之，笃行之"，你是如何理解的？你如何安排和规划营养配餐员的前期准备工作？在任务确立时，主要准备工作有哪些？

_____

_____

_____

三、工作任务确立

1. 了解配餐对象的基本情况

个人基础信息调查表

姓名		性别		年龄		
民族		身高		体重		照片
从事工作		腰围		臀围		
有无肥胖、高血压、糖尿病病史						
□有 □无		□1 年以内 □5 年以内 □10 年以内 □长期				
有无过敏史						
□有 □无	过敏食物有：					
是否挑食	□是 □否					
饮食作息是否正常	□是 □否					
喜欢的烹饪方式	□蒸 □煮 □煎 □炸 □烤 □焗					
其他饮食要求						

2. 查找食物成分表及中国居民 DRIs

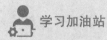

学习加油站

请扫描二维码，快速查阅食物成分表及中国居民 DRIs。

食物成分表及中国居民 DRIs

项目二

工作活动 2：能量计算及食谱设计

一、任务思考

思考 1：根据群体配餐对象的身高、体重及其体力活动，计算出群体膳食能量供给量。

_____

_____

思考 2：根据群体配餐对象每餐所需要的能量，思考其碳水化合物、蛋白质、脂肪的需求量，以及三餐能量应如何合理分配。

_____

_____

思考 3：每餐主食、副食的种类及用量应如何确定？

_____

_____

思考 4：考虑团体餐能量、营养素摄入目标，应如何确定食物种类和数量？

_____

_____

二、活动实施

活动步骤	活动要求	工作安排	过程记录
步骤1	在营养配餐大赛中，一般要求设计群体一日带量食谱，参赛选手需要在 60 min 内现场独立完成计算。小组成员可以分角色扮演配餐对象，给出自己模拟的配餐对象条件	根据单个配餐对象的身高、体重及其体力活动，大约计算出群体一日膳食能量供给量。根据三大产能营养素的功能比，确定三大营养素的需求量	记录实践过程，整理后保存留档
步骤2	一般在进行计算时，相关参数数据参照以下教材：《营养配餐员》(基础知识)、中国就业培训技术指导中心、人力资源和社会保障部职业技能鉴定中心、中国人力资源和社会保障出版集团，2021；《健康中国行动(2021—2030)》，健康中国行动推进委员会，2021；《中国居民膳食指南》，中国营养学会，人民卫生出版社，2022	根据任务要求，合理分配餐次比，计算每餐营养素参考摄入量	记录计算过程

活动步骤	活动要求	工作安排	过程记录
步骤3	尝试运用虚拟仿真软件为配餐对象设计食谱（扫码学习） 虚拟仿真软件设计一餐食谱	使用虚拟仿真软件确定配餐对象主食、副食的种类、数量	记录计算过程
步骤4	根据群体配餐对象营养需求及其要求，设计一日食谱，并请小组代表阐述设计过程和亮点。将食谱设计完成后保存留档	确定该学龄前儿童一日食谱	整理后保存留档
步骤5	根据群体配餐对象的饮食习惯、口味等，为其烹制一道营养餐，小组分工合作烹制菜肴	根据食谱烹制菜肴	拍照后保存留档

工作活动3：评价与总结

一、评价

指标一	指标二	评价内容	权重分	自评	互评	教师	行业专家	服务对象
工作能力	小组协调能力	能够为小组采集信息，提出建议，阐明观点	10					
	实践操作能力	食谱设计合理、科学，能够制作相关菜肴	10					
	表达能力	能够正确地传达工作内容及小组的特色	10					
	创新性	食谱设计科学、新颖、别出新意	10					
作品得分	职业岗位能力	解决服务对象面临的实际问题，设计出科学、实用性较强的食谱	30					
		菜肴制作可口、令人有食欲，服务对象满意	30					

项目二

二、总结

与客户沟通、服务能力		
能量计算、食谱设计及汇报能力		
菜肴制作能力		
改进措施		

知识要点测试(营养配餐员考核试题)

1. 全日总蛋白 50 g，主食中的蛋白质为 15 g，猪肉中的蛋白质含量为 20%，则猪肉的克数为( )g。

    A. 10   B. 250   C. 35   D. 175

2. 在我国，BMI 在( )时为超重。

    A. 低于 18.5   B. 18.5～23.9

    C. 24.0～27.9   D. 超过 28

3. 在用计算法编制食谱的过程中，下列说法不正确的有( )。(多选题)

    A. 先确定主食的品种和数量，然后确定副食的品种和数量

    B. 主食品种和数量主要是根据各类主食原料中蛋白质的含量来确定的

    C. 副食中首先要确定蛋白质含量较多的动物性原料或豆制品的量

    D. 蔬菜的品种和数量确定后，就可以对整个食谱进行评价，并作出调整

任务二 儿童青少年营养午餐设计与制作

项目二

学习目标

知识目标：了解原料学、营养配餐的基础知识，熟悉营养餐的设计方法。
能力目标：学会运用计算法编制儿童青少年所需营养配餐，并能够制作相关菜品。
素质目标：培养学生关爱他人的品质，使学生具有传承发扬中华民族传统文化的意识。

任务描述

本任务依据营养配餐"1＋X"职业技能等级证书要求、营养配餐职业技能竞赛要求等，培养具有三级公共营养师职业岗位能力的高技术、技能型人才；主要培养学生准确计算儿童青少年每餐、每日能量需要，要求学生能够熟练进行儿童青少年主食、副食数量计算，以及一餐、一日主食和副食的定量计算及编制，并进行儿童青少年膳食制作。

任务分析

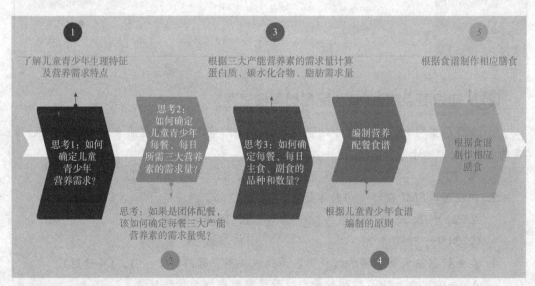

知识准备

儿童青少年身心健康是增强国家国际竞争力的重要保障。党的二十大以来，党和国家将保障儿童青少年健康成长作为一项战略性、基础性工作，逐步完善儿童青少年营养健康相关的法律法规及政策保障。据悉，从 2006 年开始，中国学生营养与健康促进会每年都会编制《中国儿童青少年营养与健康指导指南》，这为推进我国儿童青少年营养健康状况，促进我国营养健康工作高质量发展提供了有力支持。那么，儿童青少年的营养膳食应该如何设计与制作呢？

"少年强，则国强"，儿童青少年正处于饮食习惯养成和身体发育的重要阶段，平衡、健康的饮食习惯，以及营养均衡会直接促进儿童青少年体能与智力的发育，并对身体素质产生重要的影响。具备良好的营养素养、提高膳食质量，可以对儿童青少年养成良好的饮食习惯，并进一步改善营养状况、提高健康水平产生积极的影响。

 学习加油站

请扫描二维码，学习儿童青少年的营养需求和膳食原则。

儿童青少年的营养
需求和膳食原则

一、儿童青少年营养需求

1. 能量

儿童青少年能量需求包括基础代谢、体力活动、食物特殊动力作用和生长发育的能量消耗需求量。能量摄入低于能量消耗时，则处于能量负平衡状态。如果人体长期处于能量负平衡状态，则机体会动用自身的能量储备，甚至消耗自身的组织以满足生命活动能量的需要，从而导致营养不良、生长发育迟缓、消瘦、活力消失，甚至生命活动停止而死亡。如果机体长期处于能量正平衡状态，则多余的能量在体内会以脂肪的形式储存起来，体重增加，引起肥胖。生长发育中的儿童青少年能量和营养素的摄入应处于正平衡状态。儿童青少年所需的能量、各种营养素的量相对要比成人高，尤其是能量、蛋白质、脂类、钙、锌和铁等营养素。同年龄的男生和女生，在儿童时期对营养素需求的差别很小，从青春期开始男生和女生的营养需求则出现较大的差异。各年龄组能量推荐摄入量见表 2-2。

表 2-2 青少年儿童能量推荐摄入量

年龄阶段	男性						女性					
	PAL I		PAL II		PAL III		PA I		PAL II		PAL III	
	MJ/d	kcal/d	MJ/d	kcal/d	MJ/d	kcal/d	MJ/d	kcal/d	MJ/d	kcal/d	MJ/d	kcal/d
7 岁～	6.28	1 500	7.11	1 700	7.95	1 900	5.65	1 350	6.49	1 550	7.32	1 750
8 岁～	6.69	1 600	7.74	1 850	8.79	2 100	6.07	1 450	7.11	1 700	7.95	1 900
9 岁～	7.11	1 700	8.16	1 950	9.20	2 200	6.49	1 550	7.53	1 800	8.37	2 000

年龄阶段	男性						女性					
	PAL Ⅰ		PAL Ⅱ		PAL Ⅲ		PA Ⅰ		PAL Ⅱ		PAL Ⅲ	
	MJ/d	kcal/d	MJ/d	kcal/d	MJ/d	kcal/d	MJ/d	kcal/d	MJ/d	kcal/d	MJ/d	kcal/d
10 岁~	7.53	1 800	8.58	2.050	9.62	2 300	6.90	1 650	7.95	1 900	8.79	2 100
11 岁~	7.95	1 900	9.20	2 200	10.25	2 450	7.32	1 750	8.37	2 000	9.41	2 250
12 岁~	9.62	2 300	10.88	2 600	12.13	2 900	8.16	1 950	9.20	2 200	10.25	2 450
15 岁~	10.88	2 600	12.34	2 950	13.81	3 300	8.79	2 100	9.83	2 350	11.09	2 650

注：PAL Ⅰ、PAL Ⅱ 和 PAL Ⅲ 分别代表低强度身体活动水平、中等强度身体活动水平和高强度身体活动水平。

表格摘自《中国居民膳食营养素参考摄入量(2023 版)》

2. 蛋白质

儿童青少年时期是一个生长发育旺盛、机体变化较大的时期，是从出生到人体发育成熟的决定性阶段，机体需要全面的均衡营养，其中，包括充足的蛋白质和能量供给，蛋白质营养不良主要表现为生长发育迟缓、消瘦、体重过轻甚至智力发育障碍。严重蛋白质营养不良可出现恶性营养不良症，蛋白质和能量同时严重缺乏，则出现干瘦型营养不良症。同时，过多蛋白质的摄入也会增加肾脏的负担。

儿童青少年蛋白质提供的能量应占膳食总能量的 12%～14%，以满足生长发育的需要。儿童青少年膳食蛋白质推荐摄入量见表 2-3。

表 2-3 儿童青少年膳食蛋白质推荐摄入量

年龄/阶段	EAR/(g·d⁻¹)		RNI/(g·d⁻¹)		AMDR/%E
	男性	女性	男性	女性	
7 岁~	30	30	40	40	10～20
8 岁~	35	35	40	40	10～20
9 岁~	40	40	45	45	10～20
10 岁~	40	40	50	50	10～20
11 岁~	45	45	55	55	10～20
12 岁~	55	50	70	60	10～20
15 岁~	60	50	75	60	10～20

注：EAR 为平均需要量，RNI 为推荐摄入量，AMDR 为宏营养素可接受范围。

表格摘自《中国居民膳食营养素参考摄入量(2023 版)》

动物性食物的蛋白质含量丰富且氨基酸构成好，如肉类为 17%～20%，蛋类为 13%～15%，奶类约为 3%。在植物性食物中，大豆是优质的蛋白质来源，含量达 35%～40%；谷类含 8%～10%，利用率较低。

3. 脂类

儿童青少年时期是生长发育的高峰期，摄食量明显增加，能量的需求也达到了高峰。在这一时期，他们对脂类的需要也处于一个较高的水平，以提供生长发育所必需的脂肪酸、类脂和充足的能量。但膳食脂肪摄入量过多会使血清胆固醇水平升高，增加肥胖、心血管疾病、某些癌症发生的危险性，过量的膳食脂肪中 60%～80% 被储存于机体。儿童青少年时期每日脂肪摄入量宜占总能量的 25%～30%。世界卫生组织推荐的饱和脂肪酸、单不饱和脂肪酸和多不饱和脂肪酸的最佳比例为 1：1：1。我国推荐的儿童青少年膳食中，ω-6 和 ω-3 多不饱和脂肪酸的比例为(4～6)：1。脂肪摄入量过低，会因必需脂肪酸的缺乏而影响儿童青少年正常的生长发育，因此，一般不过度限制儿童青少年膳食脂肪的摄入，也不过度限制类脂的摄入。一般来说，只要注意摄入一定量的植物油，就不会造成必需脂肪酸的缺乏。

4. 碳水化合物

碳水化合物是人体所需能量的主要来源，其消化后的产物——葡萄糖是大脑能量供给的唯一来源，又是脂肪正常代谢的保障，所以，儿童青少年必须重视和保证碳水化合物在一日三餐中充足的摄入量。

根据我国膳食碳水化合物的实际摄入量，除 2 岁以下的婴幼儿外，其他人群膳食中碳水化合物应提供膳食总能量的 55%～65%。这些碳水化合物应包括淀粉、非淀粉多糖和低聚糖类等碳水化合物。还应限制纯能量食物(如蔗糖)的摄入量；提倡摄入营养素/能量密度高的食物，以保障人体能量充足和营养素的需求；改善胃肠道环境和预防龋齿。

长期进食不含碳水化合物的膳食，则可能出现代谢及肠功能紊乱；若进食的碳水化合物过多，则其可以转化为脂肪，长期摄入过量碳水化合物则会增加肥胖的危险性。

二、儿童青少年的营养配餐原则

1. 儿童青少年的营养原则

(1)保证能量供给。生长发育中儿童青少年的能量处于正平衡状态，供能比应为碳水化合物 55%～65%、脂肪 25%～30%、蛋白质 12%～14%。

(2)供给充足的优质蛋白。其中，动物性食物、大豆及其制品提供的优质蛋白质应达到蛋白质总摄入量的 50% 以上。

(3)烹调用油以植物油为主，但应保证有一定量动物脂肪的摄入。

(4)碳水化合物以多糖为主。

(5)尽可能多地提供富含钙、铁、锌的食物和饮料，以增加这些矿物质的摄入量，保证儿童青少年生长发育所需。

(6)保证供给充足的维生素。应保证一定量新鲜蔬菜、食用菌和水果的摄入，深色蔬菜中含维生素和矿物质较多，蔬菜中应一半为绿色或其他有色蔬菜。

(7)控制糖果、小食品等的摄入量，控制食盐摄入量，培养良好的饮食习惯。

2. 儿童青少年的配餐原则

(1)遵循儿童青少年的营养原则。

(2)一日三餐的能量及营养素分配合理。可以按照早餐占 25％～30％、午餐占 40％、晚餐占 30％～35％分配。

(3)食物选择多样化，应包含中国居民平衡膳食宝塔五层中各类食物，每日摄入品种以 20 种左右为宜，注意主食、副食搭配，粗粮、细粮搭配，荤素搭配，干稀搭配，等等。

(4)食品制作宜"小""巧"，颜色搭配悦人，能激发儿童的食欲。

(5)科学选择烹调方法。常用的烹调方法有煎、炒、炖、焖、煨、煮、氽、熬、酱、蒸、炝、拌、卤等，尽量避免熏、烤的方法。烹调加工时应注意色、香、味。

(6)正餐不得以糕点、甜食取代主食、副食，尽量少用高能量的食物，如肥肉、糖果。

(7)配餐应符合客户的饮食习惯、经济条件、市场供应情况及季节变化等。

[情景案例分析]

初中学校共有学生 600 名，均为 12～14 岁，男、女学生各 300 名，身体健康。请为该校初中学生设计一份营养食谱。

(1)参考《中国居民膳食营养素参考摄入量》可知，12～14 岁男、女学生每日能量推荐摄入量为：12～13 岁男 2 400 kcal、12～13 岁女 2 200 kcal、14 岁男 2 900 kcal、14 岁女 2 400 kcal。平均每人每天摄取能量＝(2 400＋2 400＋2 200＋2 200＋2 900＋2 400)×100÷600＝2 417 kcal。

按照午餐供给能量和营养素应占总能 40％的配餐原则，一份午餐应供能 967 kcal。设定三大营养素功能比：蛋白质 12％～14％；脂肪 25％～30％；碳水化合物 55％～65％。

午餐提供蛋白质＝967 kcal×(12～14)％÷4 kcal/g＝29～34 g

午餐提供脂肪＝967 kcal×(25～30)％÷9 kcal/g＝27～32 g

午餐提供碳水化合物＝967 kcal×(55～65)％÷4 kcal/g＝133～157 g

其中，优质蛋白至少 16 g。

(2)根据不同食物中营养素种类及数量，确定各类食物的量。

①确定谷薯类的量。根据碳水化合物重量确定谷薯类的量，午餐主食设计为红豆饭(大米 80 g，红豆 20 g)、枣馒头(特一粉 50 g，大枣 5 g)，100 g 红豆饭可提供碳水化合物 75 g，50 g 枣馒头可提供碳水化合物 42 g。本午餐确定为红豆饭(大米 80 g，红豆 20 g)、枣馒头(特一粉 50 g，大枣 5 g)，可提供碳水化合物合计为 117 g，其余碳水化合物可以由水果等提供。

②确定豆类和动物性食物的量。根据优质蛋白质的量确定豆类和动物性食物的量。16 g 优质蛋白质可由豆制品、瘦猪肉提供，也可由其他动物性食物，如鸡蛋、牛肉或牛奶提供。中小学生应保证每天一袋鲜牛奶或 150～200 g 酸奶，不仅可获得适量优质蛋白

质(7.5 g蛋白质/250 g牛奶),还可获得丰富的钙。本午餐确定为猪肉(后臀尖)25 g、牛肉(腹肋)25 g、南豆腐100 g、酸奶125 g,可提供优质蛋白质合计为16 g。

③确定蔬菜、水果的量。根据《中国居民膳食指南》及"平衡膳食宝塔"和中小学生饮食特点,中学生每日应保证500~700 g蔬菜和水果,一份营养午餐应提供200~250 g蔬菜和100 g水果。本午餐确定为青椒100 g、油菜100 g、香菇50 g、西瓜100 g。

④确定纯能量食物的量。每份营养午餐脂肪含量应控制在32 g以下,其中动物性脂肪合计为13 g,植物性脂肪应为16 g左右。植物性脂肪主要来源于谷薯类、豆类和植物油。谷薯类和豆类提供的脂肪分别为1 g和2 g,因此每份营养午餐烹调用油供应量为10~12 g。

⑤设计食谱。

青椒肉片:青椒100 g、猪后臀尖25 g、植物油4 g。

香菇油菜:油菜100 g、香菇50 g、植物油4 g。

麻婆豆腐:南豆腐100 g、牛肉(腹肋)25 g、植物油4 g。

红豆饭:大米80 g、红豆20 g。

枣馒头:特一粉50 g、大枣5 g。

酸奶:125 g。

水果:西瓜100 g。

盐和味精分别控制在3 g和1 g。

(3)营养素含量的计算。设计完成一份营养午餐食谱,根据其营养素计算含量结果,适量调整各成分的含量。虽然保证每餐营养均衡比较困难,但作为一个营养餐企业或配制营养午餐的食堂,在设计好食谱后,一定要进行营养素的计算、评价,保证每餐营养素不会太高或太低,并且一定要保证在一段周期内营养素的均衡。

根据各种食物的配餐用量,计算其提供营养素的量,其计算公式为

某种食物中某营养素含量=食物质量(g)×(食物/100)×(100 g该食物中营养素含量/100)

再将不同食物的同类营养素相加,得到一份营养午餐食谱的各种营养素的含量,见表2-4。

表2-4 一份营养午餐食谱的营养素含量(调整前)

项目	能量/kcal	蛋白质/g	脂肪/g	碳水化合物/g	钙/mg	铁/mg	维生素A/μg	胡萝卜素/μg	维生素 B_1/mg	维生素C/mg
实际摄入量	980	37	29	147	456	7.9	221	1 107	0.5	44
推荐摄入量	967	31	27~32	133~157	400	6	320	*	0.5	40
*维生素 A 的推荐摄入量为 800 μgRE/d,1 μg 胡萝卜素相当于 0.167 μgRE										

(4)调整食谱。根据计算结果可知，该食谱中能量和各营养素与推荐摄入量稍有差距，需进一步调整。如果调整后仍不能满足要求，就应该继续调整，直至满足要求为止。调整后，牛肉用量减为 10 g，其他未变。需要注意的是，设计一份营养午餐后，虽然可以用此模式，但仍需要经常运用食物交换法进行重新计算，不能一成不变或简单地更换一些同类食品。因为即使同类食物，各种营养素之间含量差异也较大。调整后见表 2-5。

表 2-5　一份营养午餐食谱的营养素含量(调整后)

项目	能量/kcal	蛋白质/g	脂肪/g	碳水化合物/g	钙/mg	铁/mg	维生素 A/μg	胡萝卜素/μg	维生素 B1/mg	维生素 C/mg
实际摄入量	971	35	28	150	461	7.9	393	1 171	0.5	48
推荐摄入量	967	31	27-32	133-157	400	6	320	*	0.5	40

＊维生素 A 的推荐摄入量为 800 μgRE/d，1 μg 胡萝卜素相当于 0.167 μgRE

表 2-5 基本满足我们设计营养午餐食谱的要求，所以，该中学的一人份营养午餐食谱可以设计如下：

青椒肉片：青椒 100 g、胡萝卜 25 g、猪后臀尖 25 g、植物油 4 g。

香菇油菜：油菜 100 g、香菇 50 g、植物油 4 g。

麻婆豆腐：南豆腐 100 g、牛肉(腹肋)10 g、植物油 4 g。

红豆饭：大米 80 g、红豆 20 g。

枣馒头：特一粉 50 g、大枣 5 g。

酸奶：125 g。

水果：西瓜 100 g。

盐和味精分别控制在 3 g 和 1 g。

该校共有学生 600 名，则该食谱食物质量应均乘以 600。计算如下：

青椒肉片：青椒 60 kg、胡萝卜 15 kg、猪后臀尖 15 kg、植物油 2.4 kg。

香菇油菜：油菜 60 kg、香菇 30 kg、植物油 2.4 kg。

麻婆豆腐：南豆腐 60 kg、牛肉(腹肋)6 kg、植物油 2.4 kg。

红豆饭：大米 48 kg、红豆 12 kg。

枣馒头：特一粉 30 kg、大枣 3 kg。

酸奶：75 kg。

水果：西瓜 60 kg。

课堂练习

请扫描二维码，检验学习成果。

课堂练习

学习加油站

请扫描二维码，观看菜肴烹饪制作视频。

菜肴烹饪制作视频——葱香鸡腿

菜肴烹饪制作视频——香辣土豆丝

菜肴烹饪制作视频——腰果凤尾虾

项目二

💡 **营养视野窗——树立大食物观，满足人民群众对美好生活的向往**

从营养餐到科学食养，如何守护学生健康？

于 2011 年全国启动实施的农村义务教育学生营养改善计划的"一餐饭"，改变了农村孩子过去"冷菜冷饭""豆芽拌饭"的状况，逐步实现从"吃得饱"到"吃得好"的转变。营养餐改善了山区孩子的身体状况，孩子们长高、变壮实了。营养餐正在变得"制作更先进、搭配更科学"。营养餐天天不重样，特色餐周周有更新，在学生整体营养健康水平大大提升的同时，由饮食误区和不良饮食习惯等带来的营养不良及营养过剩问题仍不容忽视。

喝果汁代替吃水果，吃水果代替吃蔬菜，吃鱼油代替吃鱼，吃维生素代替吃蔬菜……这些饮食误区还广泛存在。尽管各地中小学生营养餐食谱千变万化，但根据《营养与健康学校建设指南》，其共同点都必须满足食物种类多样、控油、减盐、清淡等特点。

在保障学生营养的基础上，加强"食育"必不可少，一些学校可以开设相关课程、开展丰富多彩的活动。学生们通过动手种植、烹饪实践，领悟美食文化，养成勤俭节约的习惯。

工作任务实施

▌工作情景描述

某小学一位 12 岁六年级男学生，身高为 160 cm，体重为 120 kg，请你使用食物交换法为其设计一份科学、健康的食谱，并将相关菜肴制作出来。

▌学习目标

1. 知识目标

(1)了解儿童青少年能量需求量与食物成分表；

(2)熟悉儿童青少年能量需求量的计算方法。

2. 能力目标

(1)能准确地对儿童青少年每日所需营养素及能量的计算；

(2)能熟练地对儿童青少年主食、副食数量进行计算与编制。

3. 素质目标

(1)引导学生养成未雨绸缪的习惯，培养学生严谨科学的素养；

(2)培养学生高标准、善创新、精益求精的专业素质。

▌工作流程与活动

工作活动1：任务确立(课前自学群体营养素的需求及要求)。

工作活动2：查出食物的营养成分及三大供能性营养素的含量。

工作活动3：根据配餐对象查找或计算出参考摄入量。

工作活动1：任务确立

一、活动思考

思考1：查询并记录该配餐对象的基础信息(性别、年龄、身高、体重等)，以及是否存在基础病等。

_____

_____

_____

思考2：根据已知条件，分析食物成分表及中国居民DRIs。

_____

_____

_____

二、思想提升

有句古语叫作"凡事预则立，不预则废"，这句话你是如何理解的？你如何安排和规划营养配餐员的前期准备工作？在任务确立时，主要准备工作有哪些？

_____

_____

_____

三、工作任务确立

1. 了解配餐对象的基本情况

个人基础信息调查表

姓名		性别		年龄		
民族		身高		体重		照片
从事工作		腰围		臀围		
有无肥胖、高血压、糖尿病病史						
□有　□无	□1 年以内　□5 年以内　□10 年以内　□长期					
有无过敏史						
□有　□无	过敏食物有：					
是否挑食	□是　□否					
饮食作息是否正常	□是　□否					
喜欢的烹饪方式	□蒸　□煮　□煎　□炸　□烤　□焗					
其他饮食要求						

2. 查找食物成分表及中国居民 DRIs

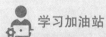 学习加油站

　请扫描二维码，快速查阅食物成分表及中国居民 DRIs。

食物成分表及
中国居民 DRIs

工作活动 2：能量计算及食谱设计

一、任务思考

思考 1：根据该配餐对象的身高、体重及其体力活动，思考其膳食能量供给量。

_____

_____

_____

_____

思考 2：根据配餐对象每餐所需要的能量，思考其碳水化合物、蛋白质、脂肪的需求量及三餐能量应如何合理分配。

_____

_____

_____

_____

思考 3：一餐主食、副食的种类及用量应如何确定？

_____

_____

_____

_____

二、活动实施

活动步骤	活动要求	工作安排	过程记录
步骤 1	在营养配餐大赛中，一般要求设计一日带量食谱，参赛选手需要在 60 min 内现场独立完成计算。小组成员可以分角色扮演配餐对象，给出自己模拟的配餐对象条件	根据配餐对象的身高、体重及其体力活动，计算一日膳食能量供给量。根据三大产能营养素的功能比，确定三大营养素的需求量	记录实践过程，整理后保存留档
步骤 2	一般在进行计算时，相关参数数据参照以下教材：《营养配餐员》(基础知识)，中国就业培训技术指导中心、人力资源和社会保障部职业技能鉴定中心，中国人力资源和社会保障出版集团，2021；《健康中国行动 (2021—2030)》，健康中国行动推进委员会，2021；《中国居民膳食指南》，中国营养学会，人民卫生出版社，2022	根据任务要求，确定早餐能量及营养素的合理分配	记录计算过程

活动步骤	活动要求	工作安排	过程记录
步骤3	尝试运用虚拟仿真软件为配餐对象设计食谱(扫码学习) 膳食营养配餐计算法仿真资源	尝试使用虚拟仿真软件,计算并确定一餐主食、副食的种类及用量。确定蔬菜、水果与油脂的种类及用量	使用虚拟仿真软件模拟编制食谱
步骤4	根据配餐对象营养需求及其要求,设计一餐食谱,并请小组代表阐述设计过程和亮点。将食谱设计完成后整理保存留档	确定配餐对象一餐食谱	整理后保存留档
步骤5	根据配餐对象的饮食习惯、口味等,为其烹制一道营养餐,小组分工合作烹制菜肴	根据食谱烹制菜肴	拍照后保存留档

工作活动3：评价与总结

一、评价

指标一	指标二	评价内容	权重分	自评	互评	教师	行业专家	服务对象
工作能力	小组协调能力	能够为小组采集信息,提出建议,阐明观点	10					
	实践操作能力	能够独立使用虚拟仿真软件;食谱设计合理、科学,能够制作相关菜肴	10					
	表达能力	能够正确地传达工作内容及小组的特色	10					
	创新性	食谱设计科学、新颖、别出新意	10					
作品得分	职业岗位能力	解决服务对象面临的实际问题,设计出科学、实用性较强的食谱	30					
		菜肴制作可口、令人有食欲,服务对象满意	30					

二、总结

与客户沟通、服务能力		
能量计算、食谱设计及汇报能力		
菜肴制作能力		
改进措施		

📝 知识要点测试(营养配餐员考核试题)

1. 蛋类是老少皆宜的食物,是因为( )。
   A. 富含人体所需的完全蛋白质　　　　B. 营养较丰富
   C. 含卵磷脂　　　　　　　　　　　　D. 含碳水化合物

2. 儿童青少年能在没有出现临床表现时发现营养缺乏状况的营养调查是( )。
   A. 膳食调查　　　　　　　　　　　　B. 生化检查
   C. 体格检查　　　　　　　　　　　　D. 体格检查

3. 补钙时最好的食物来源是( )。
   A. 鸡蛋　　　　　　B. 牛奶　　　　　　C. 鱼肉　　　　　　D. 瘦肉

任务三　老年人群营养配餐设计与制作

学习目标

知识目标：了解营养配餐的基础知识，熟悉老年人群营养餐的设计方法。

能力目标：学会运用计算法设计老年人群所需营养配餐，并能够制作相关菜品。

素质目标：提升学生劳动意识，培养学生关爱老人的社会责任感。

任务描述

本任务依据营养配餐"1＋X"职业技能等级证书要求、营养配餐职业技能竞赛要求等，培养具有三级公共营养师职业岗位能力的高技术、技能型人才；主要培养学生准确计算老年人每餐、每日能量需求，要求学生能够熟练进行老年人主食、副食数量计算，以及一餐、一日主食和副食的定量计算及编制，并进行老年人膳食制作。

任务分析

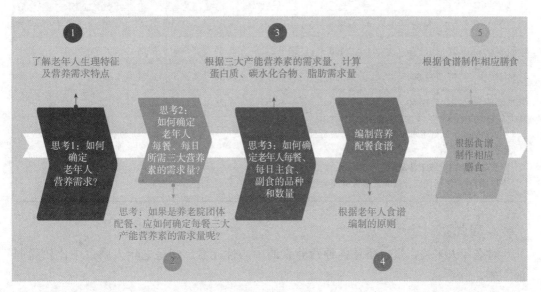

1　了解老年人生理特征及营养需求特点

3　根据三大产能营养素的需求量，计算蛋白质、碳水化合物、脂肪需求量

5　根据食谱制作相应膳食

思考1：如何确定老年人营养需求？

思考2：如何确定老年人每餐、每日所需三大营养素的需求量？

思考3：如何确定老年人每餐、每日主食、副食的品种和数量？

编制营养配餐食谱

根据食谱制作相应膳食

思考：如果是养老院团体配餐，应如何确定每餐三大产能营养素的需求量呢？

2

根据老年人食谱编制的原则

4

知识准备

对于老年人来讲，衰老是一个渐变的过程，也是一种自然现象与客观规律，逐渐衰老的人体机能及新陈代谢率的降低，会影响他们在适应生活环境时能力的发挥及机能的代谢。因此，一系列相关的老年骨质疏松或代谢综合征会逐渐显现出来，老年骨质疏松、代谢综合征、贫血等状态都会降低老年人的幸福生活指数。因此，在老年人代谢缓慢或骨质疏松等情况下，我们如何进行营养膳食设计与制作呢？

一、老年人的营养需要

1. 能量

如表 2-6 所示，《中国居民膳食营养素参考摄入量(2023 版)》中将老年人分为 50 岁以上、65 岁以上、75 岁以上三个年龄阶段。50 岁以上的老年人，如果能够保持良好的心态，做到"人老心不老"，在医学认可的条件下进行适当的体力活动，或是能持之以恒地进行原已习惯的被接受的有氧运动，这对营养状况是非常有益的。老年人如果终日不出门，或只坐着看电视、看书，或伏案工作，其每日能量的摄入在静态的生活模式下就有可能高于需求。必须指出的是，老年人的能量摄入低于推荐量，就很可能出现膳食中一些营养素的不均衡，如果每天各类食物都少了，往往使各种营养素难以达到或接近推荐量的要求，更难以适应老龄化生理条件改变带来的营养素需求的改变。

表 2-6　老年人膳食能量每日推荐摄入量

年龄阶段	男性						女性					
	PAL Ⅰ		PAL Ⅱ		PAL Ⅲ		PA Ⅰ		PAL Ⅱ		PAL Ⅲ	
	MJ/d	kcal/d	MJ/d	kcal/d	MJ/d	kcal/d	MJ/d	kcal/d	MJ/d	kcal/d	MJ/d	kcal/d
50 岁～	8.16	1 950	10.04	2 400	11.72	2 800	6.69	1 600	8.16	1 950	9.62	2 300
65 岁～	7.95	1 900	9.62	2 300	—	—	6.49	1 550	7.74	1 850	—	—
75 岁～	7.53	1 800	9.20	2 200	—	—	6.28	1 500	7.32	1 750	—	—

注：PAL Ⅰ、PAL Ⅱ 和 PAL Ⅲ 分别代表低强度身体活动水平、中等强度身体活动水平和高强度身体活动水平。

"—"表示未制定或未涉及。

表格摘自《中国居民膳食营养素参考摄入量(2023 版)》

2. 蛋白质

对老年人来说，蛋白质是各种营养素的中心性元素，却是老年人膳食中比较脆弱的一环。

(1)老年人可能因为各种原因，摄入蛋白质的质与量难以满足要求，但是老年人体内每天必要的损失是持续的，这些损失是体内细胞的衰亡和体内各种代谢不可避免而丢失的蛋白质，不会因为老龄化而减少。如果摄入量不足，氮的负平衡就难以避免，这样，内脏器官的蛋白质合成代谢与更新就会受到影响，从而影响内脏的功能，如果没有适当补充蛋白质及氨基酸，内脏器官也就容易发生衰老。

（2）按男性每日 1 900 kcal、女性 1 800 kcal 的能量摄入推算，要达到男性每日 72 g、女性 62 g 的蛋白质摄入。老年人在消化吸收与利用蛋白质上远低于中年人，因而摄入容易消化的优质蛋白成为老年人所必要的。其中，从粮食中摄入的蛋白质为 20～30 g，视粮食的品种不同而异，余下的 30～40 g 蛋白质该从什么食物取得呢？我国的大豆及其制品是老年人获取蛋白质的最佳选择之一。大豆类及其制品相对容易取得，而且品种很多，可选择性很大，也比较容易消化，尤其是合理加工的制品。现代工业产生的大豆分离蛋白、大豆浓缩蛋白，完全去除脂肪和杂质，不但容易接受，而且已不受脂肪多少的限制，这是在当前条件下，以粮食和大豆类为主要蛋白质来源的安全和可靠的一种选择，鲜豆类也是在蔬菜中可以首选的食物之一，这些食物能为广大老年人所接受，因为豆类及豆制品可以制成数以百计的菜肴，并且可以与适量鱼、肉类搭配烹调，因而强调老年人选择豆类，是符合当前消费条件及均衡膳食要求的。老年人膳食蛋白质每日推荐摄入量见表 2-7。

表 2-7　老年人膳食蛋白质每日推荐摄入量

年龄阶段	EAR/(g·d⁻¹)		RNI/(g·d⁻¹)		AMDR/%E
	男性	女性	男性	女性	
50 岁～	60	50	65	55	10～20
65 岁～	60	50	72	62	15～20
75 岁～	60	50	72	62	15～20

注：表格摘自《中国居民膳食营养素参考摄入量（2023 版）》

3. 脂类

《中国居民膳食营养素参考摄入量（2023 版）》建议老年人膳食脂肪在全日总能量中的百分比宜为 20%～30%，即在 1 800～1 900 kcal 的总能量中，脂肪约为 450 kcal，也即在全日食物中所有脂肪，包括食物内和烹调用的油料总计为 50 g 之内，我国居民习惯使用植物油作为烹调油，在这种情况下，必需脂肪酸是可以通过这些油料达到要求的。动物的瘦肉中也含有脂肪。例如，猪肉在非常瘦的状态下也有 20% 左右的动物脂肪，而这些脂肪是肉眼看不见的。故老年人食用动物食品（尤其是畜肉）应有节制。而植物油中，尤其是人们常用的菜籽油、玉米油、大豆油及花生油，都含有多不饱和脂肪酸，也各有长处，混合食用会比单独使用一类的好处大。鱼类（尤其是海洋鱼类）含有多种脂类，合理加工后，也适用于老年人膳食脂肪的需要；还可以提供优质的蛋白质。故在正常条件下，脂类在总能量中不宜少于 20% 或高于 30%。老年人每日食物中的胆固醇含量不宜多于 300 mg。

4. 微量营养素

大量的科学研究和临床观察发现，人体组织、器官功能的减退、老化，与维生素缺乏和利用率低有关。对于无机盐，老年人也容易缺乏，尤其是钙、铁、锌、硒的需求，见表 2-8。锌缺乏主要影响中老年人中枢神经系统活动和免疫功能，表现为食欲不振、认知行为改变、皮肤改变和免疫功能障碍等。硒主要与维生素 E 一起实现谷胱甘肽过氧化物酶的功能，预防自由基攻击细胞膜的脂肪，防止发生脂质过氧化，对延缓衰老、预防癌症和心血管等慢性病有好处。合理补充各种维生素及微量元素（如铁、铜、锌、锰、碘、铬、硒、钼及钒等），对预防慢性病的发生是一个有效的途径，在老年人的营养配餐中可以考虑多种微量营养素的食物等。

表 2-8 老年人膳食矿物质、维生素每日推荐摄入量(RNI)或适宜摄入量(AI)

年龄阶段	钙/$(mg \cdot d^{-1})$	铁/$(mg \cdot d^{-1})$		碘/$(\mu g \cdot d^{-1})$	锌/$(mg \cdot d^{-1})$		维生素 C/$(mg \cdot d^{-1})$	维生素 D/$(\mu g \cdot d^{-1})$	维生素 E/$(mg\alpha\text{-TE} \cdot d^{-1})$	维生素 A/$(\mu gRAE \cdot d^{-1})$		维生素 B_1/$(mg \cdot d^{-1})$	
	RNI	RNI		RNI	RNI		RNI	RNI	AI	AI		AI	
		男	女		男	女				男	女	男	女
50 岁～	800	12	10c / 18d	120	12	8.5	100	10	14	750	660	1.4	1.2
65 岁～	800	12	10	120	12	8.5	100	15	14	730	640	1.4	1.2
75 岁～	800	12	10	120	12	8.5	100	15	14	710	600	1.4	1.2

注：c 无月经；d 有月经。

表格摘自《中国居民膳食营养素参考摄入量(2023 版)》

二、老年人群营养原则及配餐原则

1. 老年人群的营养原则

(1)适当的能量摄入，以 20～39 岁的男子和女子为基础，50 岁之后每 10 岁减少 10％。中国营养学会按 50 岁、65 岁及 75 岁对老年群体的能量与蛋白质每日推荐摄入量细分为三种。

(2)供给充足的优质蛋白质。蛋白质应占总能量的 15％左右，其中，动物性蛋白和大豆蛋白占总量的 60％左右。尤其应注意摄入高蛋白、低脂肪且易于消化的豆制品、鱼类、低脂奶类。

(3)控制脂肪摄入。脂肪应占总能量的 20％～30％。烹调使用植物油，控制摄入高脂肪、高胆固醇的动物性食物。

(4)碳水化合物应占总能量的 60％～65％，以含多糖的谷物为主，注意粗杂粮的搭配。

(5)保证摄入充足的维生素，尤其是维生素 A、B 族维生素、维生素 C 的摄入。

(6)注重钙和铁的摄入。进入老年阶段，机体对钙吸收能力下降，很容易发生骨质疏松。

(7)必须限制钠盐的摄入。过多的钠能使水分在体内储存增多、排出减少，加重心脏负担、血压升高。每日食盐摄入量为 5 g。

(8)摄入充足的新鲜蔬菜和水果，以保证膳食纤维、维生素和矿物质的摄入。

（9）白天注意补充水分。

（10）多做户外活动，保持健康体重。

2. 老年人群的配餐原则

（1）遵循老年人群的营养原则。

（2）少食多餐。

（3）配餐时要重点了解老年客户的健康状况。

（4）食物选择多样化，主食、副食搭配，粗细搭配、荤素搭配。

（5）科学选择烹调方法。常用的烹调方法如炒、炖、焖、煨、煮、汆、熬、酱、蒸、炝、拌、卤等皆适宜，避免煎、炸、熏、烤的方法，避免刺激性过强的调味品。

（6）配餐要符合客户的饮食习惯、经济条件、市场供应情况及季节变化。

课堂练习

　请扫描二维码，检验本部分学习成果。

课堂练习

[**情景案例分析**]

案例：老年人群营养食谱设计。

客户资料：某老年夫妇，均退休在家。男 62 岁，身高 172 cm，体重 66 kg，患有轻度冠心病，血脂、血压均正常。女 61 岁，身高 163 cm，体重 55 kg，家族有糖尿病史，但本人血糖、血脂、血压均正常。

工作任务：为该夫妇设计一日营养食谱。

（1）信息收集（调查问卷）。

（2）一般情况分析。夫妇两人的血压、血脂、血糖均正常，体重正常，身体总体状况较好。但因男性患有轻度冠心病，女性家族有糖尿病史，退休生活应科学安排，努力做到作息规律，适当运动、科学饮食、心情愉悦。配餐时应注意粗细搭配，清淡少油，注意选择摄入蔬菜、食用菌、豆制品、鱼类等食物，以满足老年人对维生素、矿物质、蛋白质的较高需求。

（3）计算。

①标准体重。男：172－105＝67(kg)；女：163－105＝58(kg)。

②评价目前体重状况。

男：目前体重状况(%)＝(实际体重－标准体重)/标准体重×100%＝(66－67)/67×100%
＝－1.5%，在±10%以内为正常体型。

女：目前体重状况(%)＝(实际体重－标准体重)/标准体重×100%＝(55－58)/58×100%
＝－5.2%，在±10%以内为正常体型。

退休后，劳动强度均为轻体力劳动。

（4）查成年人每日能量供给量表，可知正常体重、轻体力劳动者单位标准体重能量

项目二

供给量为 30 kcal/kg，则

男：全日能量供给量＝67 kg×30 kcal/kg＝2 010 kcal

女：全日能量供给量＝58 kg×30 kcal/kg＝1 740 kcal

又因年龄分别为 62 岁和 61 岁，超过 50 岁，需调整全日能量供给量，即

男：实际全日能量供给量＝2 010－2 010×12％＝1 769(kcal/d)

女：实际全日能量供给量＝1 740－1 740×11％＝1 549(kcal/d)

平均每人一日能量供给量＝(1 769＋1 549)÷2＝1 659(kcal/d)

（5）设定蛋白质含量为 15％，碳水化合物含量为 60％～65％，脂肪含量为 20％～25％，胆固醇含量为 300 mg 以下，则平均每人每日摄入蛋白质 63 g、碳水化合物 249～270 g、脂肪 37～46 g。

（6）设计一日营养食谱。建议使用软件配餐方法，扫码观看营养配餐软件使用方法，并使用软件设计上述案例老人年所需营养食谱。

 学习加油站

请扫描二维码，学习使用营养配餐软件设计老人所需营养食谱。

使用营养配餐软件设计
老人所需营养食谱

 学习加油站

请扫描二维码，观看菜肴烹饪制作视频。

菜肴烹饪制作视频——翡翠烧麦　　菜肴烹饪制作视频——养生山药鳝　　菜肴烹饪制作视频——银芽鸡丝

 营养视野窗——关爱老人健康，增强社会责任感

如何识别老年人营养不良？

关爱老年人健康是中华民族的传统美德，随着人口老龄化程度的不断增加，老年人呈现传染病易感染、慢性病多病共存、营养不足、虚弱、易跌倒等现象，老年人的营养健康问题不容忽视，及早关注老年人健康问题有利于防治老年人因营养不良引起的疾病。老年人营养不良有以下两种诱因、三个表型：

（1）两种诱因。观察老年人是否食物摄入量少或种类同质化；是否患有严重疾病或处于炎症状态。

（2）三个表型。观察老年人肌肉质量是否下降；是否出现非预期体重下降；体重指数是否低于正常值。

体重指数 BMI＝体重/(身高的平方)(国际单位：kg/m^2)。年龄大于等于 70 岁者，体重指数小于 22；年龄小于 70 岁者，体重指数小于 18.5。这都属于低体重指数。营养不良表现出来的症状大多不直观，容易被忽视。出现以下现象者，都可能表明老年人营养不良，需要引起注意：近期体重下降或消瘦；肌肉力量变差；头发易断、易脱发；皮肤粗糙、褶皱加重；眼睛发红发炎、视力下降；嘴角干裂或舌炎、舌裂；丢三落四、记性变差。

工作任务实施

■ **工作情景描述**

一位 70 岁退休男士，体检发现有些缺钙，请你根据他的情况，为其设计一日带量营养餐，并进行总能量计算。

■ **学习目标**

1. 知识目标

(1)了解老年人能量需求量与食物成分表；

(2)熟悉老年人能量需求量的计算方法。

2. 能力目标

(1)能准确地对老年人群每日所需营养素及能量进行计算；

(2)能熟练地对老年群体营养餐进行计算与编制。

3. 素质目标

(1)引导关心、关爱老年人，培养学生勇于承担社会责任的素质；

(2)培养学生对每餐膳食计算的定量科学精神。

■ **工作流程与活动**

工作活动 1：任务确立(课前自学营养素的需求及要求)。

工作活动 2：查出食物的营养成分及三大供能性营养素的含量。

工作活动 3：根据配餐对象查找或计算出参考摄入量。

工作活动 1：任务确立

一、活动思考

思考 1：查询并记录该配餐对象的基础信息(性别、年龄、身高、体重等)，以及是否存在基础病等。

_____

_____

_____

思考 2：根据已知条件，查阅食物成分表及中国居民 DRIs。

_____

_____

_____

二、思想提升

有句古语叫作"慎终如始，则无败事"，你是如何理解的？你如何安排和规划营养配餐员的前期准备工作？在任务确立时，主要准备工作有哪些？

_____

_____

_____

三、工作任务确立

1. 了解配餐对象的基本情况

个人基础信息调查表

姓名		性别		年龄		
民族		身高		体重		照片
从事工作		腰围		臀围		
有无肥胖、高血压、糖尿病病史						
□有　□无		□1 年以内　□5 年以内　□10 年以内　□长期				
有无过敏史						
□有　□无	过敏食物有：					
是否挑食	□是　□否					
饮食作息是否正常	□是　□否					
喜欢的烹饪方式	□蒸　□煮　□煎　□炸　□烤　□焗					
其他饮食要求						

2. 查找食物成分表及中国居民 DRIs

学习加油站

请扫描二维码，快速查阅食物成分表及中国居民 DRIs。

食物成分表及
中国居民 DRIs

工作活动 2：能量计算及食谱设计

一、任务思考

思考 1：根据该配餐对象的身高、体重及其体力活动，思考确定膳食能量供给量。

_____

_____

思考 2：根据配餐对象每餐所需要的能量，思考其碳水化合物、蛋白质、脂肪需求量，以及三餐能量应如何合理分配。

_____

_____

思考 3：一餐主食、副食的种类及用量应如何确定？

_____

_____

_____

二、活动实施

活动步骤	活动要求	工作安排	过程记录
步骤 1	在营养配餐大赛中，一般要求设计一日带量食谱，参赛选手需要在 60 min 内现场独立完成计算。小组成员可以分角色扮演配餐对象，给出自己模拟的配餐对象条件	根据配餐对象的身高、体重及其体力活动，计算一日膳食能量供给量。根据三大产能营养素的功能比，确定三大营养素的需求量	记录实践过程，整理后保存留档
步骤 2	一般在进行计算时，相关参数数据参照以下教材：《营养配餐员》(基础知识)，中国就业培训技术指导中心、人力资源和社会保障部职业技能鉴定中心，中国人力资源和社会保障出版集团，2021；《健康中国行动(2021—2030)》，健康中国行动推进委员会，2021；《中国居民膳食指南》，中国营养学会，人民卫生出版社，2022	根据任务要求，合理分配早餐能量及营养素	记录计算过程

活动步骤	活动要求	工作安排	过程记录
步骤3	查找食物成分表及中国居民DRIs（扫码查找） 食物成分表及中国居民DRIs	查询食物成分表，确定一餐主食、副食的种类及用量。确定蔬菜、水果与油脂的种类及用量	记录计算过程
步骤4	要求根据配餐对象营养需求及其要求，设计一餐食谱，并请小组代表阐述设计过程和亮点。将食谱设计完成后保存留档	确定一餐食谱	整理后保存留档
步骤5	根据配餐对象的饮食习惯、口味等，为其烹制一道营养餐，小组分工合作烹制菜肴	根据食谱烹制菜肴	拍照后保存留档

项目二

工作活动3：评价与总结

一、评价

指标一	指标二	评价内容	权重分	自评	互评	教师	行业专家	服务对象
工作能力	小组协调能力	能够为小组采集信息，提出建议，阐明观点	10					
	实践操作能力	食谱设计合理、科学，能够制作相关菜肴	10					
	表达能力	能够正确地传达工作内容及小组的特色	10					
	创新性	食谱设计科学、新颖、别出新意	10					
作品得分	职业岗位能力	解决服务对象面临的实际问题，设计出科学、实用性较强的食谱	30					
		菜肴制作可口、令人有食欲，服务对象满意	30					

二、总结

与客户沟通、服务能力		
能量计算、食谱设计及汇报能力		
菜肴制作能力		
改进措施		

📝 知识要点测试(营养配餐员考核试题)

1. 抑制膳食中非血红素铁吸收的因素有(　　)。
   A. 维生素 C　　　　　　　　　　B. 维生素 D
   C. 植酸、草酸和多酚类　　　　　D. 胃酸分泌过多

2. 消化吸收最重要的阶段在(　　)内。
   A. 大肠　　　　　　　　　　　　B. 胃
   C. 口腔　　　　　　　　　　　　D. 小肠

3. 老年人器官功能逐渐衰退,抵抗力下降,日常膳食应选用(　　)的食物。
   A. 平和　　　　　　　　　　　　B. 辛辣
   C. 偏温性　　　　　　　　　　　D. 凉性

拓 展 实 践

利用服务社区志愿者活动或跟岗学徒，在企业导师的指导下为以下人员设计相关的营养食谱。

某社区组织 65 岁以上老年人体检时发现超过 2/3 的老年人都存在血糖偏高现象，请你利用所学知识为这部分人群开展一个糖尿病饮食相关讲座。

请将实施过程记录在企业实训记录表中。

项目二

企业实训记录

日期	第 周			年 月 日	
姓名		班级		课时	
任务名称					
实训目标					
实训步骤					
实训难点					
实训心得与改进					
记录图片					

项目三 亚健康人群营养配餐设计与制作

项目引入

伴随着人们生活水平的提高，健康饮食的理念也越来越普及，人们对于合理营养配比的认知也越来越高，更加注重吃得健康、吃得科学。越来越多的人群注重营养配餐的设计、菜品种类多样性和健康的烹饪技巧与方法等问题，更多的人关注亚健康人群的饮食营养与均衡。本项目根据《中国居民膳食指南(2022)》，通过科学分析，引导学生一起学习亚健康营养配餐设计与制作。

项目名称	亚健康人群营养配餐设计与制作
任务目的	掌握亚健康人群营养配餐设计与制作
任务描述	学生能够熟练地掌握亚健康营养配餐与制作，根据亚健康人群，简单配制出一天的营养餐
知识目标	掌握亚健康人群营养配餐设计与制作
能力目标	在烹调中精准掌握盐、糖、油的使用量
素质目标	培养学生独立自主、不断探索的科学精神，培养学生积极了解食品营养的知识，让学生在营养配餐上更进一步
验收要求	能够了解亚健康知识，能够熟练配制相应的营养餐

思维导图

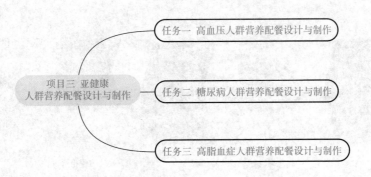

项目三 亚健康人群营养配餐设计与制作

- 任务一 高血压人群营养配餐设计与制作
- 任务二 糖尿病人群营养配餐设计与制作
- 任务三 高脂血症人群营养配餐设计与制作

类型	营养配餐员	公共营养师
工作领域	健康管理机构、托幼养老中心、中高端餐饮企业等	健康管理机构、托幼养老中心、中高端餐饮企业等
工作任务	营养配餐、营养调查、配餐制作等	营养配餐、营养调查、配餐制作等
技能要求	掌握营养配餐方法，制作基本营养餐	掌握营养配餐方法，制作基本营养餐

任务一　高血压人群营养配餐设计与制作

学习目标

　　知识目标：了解高血压人群一日所需的营养需求，掌握高血压人群营养餐设计的原理及步骤。

　　能力目标：学会运用计算法设计高血压人群所需营养配餐，并能够制作相关菜品。

　　素质目标：培养学生有服务社会的责任意识，以及心系他人、无私奉献的精神。

任务描述

　　本任务依据营养配餐"1＋X"职业技能等级证书要求、营养配餐职业技能竞赛要求等，培养具有三级公共营养师职业岗位能力的高技术、技能型人才；主要了解高血压人群一日所需的营养需求，掌握高血压人群营养配餐设计的原理及步骤；熟练地运用计算法设计高血压人群所需营养配餐，并能够制作相关菜品。

任务分析

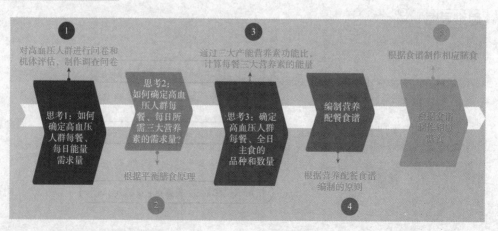

① 对高血压人群进行问卷和机体评估、制作调查问卷

思考1：如何确定高血压人群每餐、每日能量需求量

② 根据平衡膳食原理

思考2：如何确定高血压人群每餐、每日所需三大营养素的需求量？

③ 通过三大产能营养素功能比，计算每餐三大营养素的能量

思考3：确定高血压人群每餐、全日主食的品种和数量

④ 根据营养配餐食谱编制的原则

编制营养配餐食谱

⑤ 根据食谱制作相应膳食

烹调食物制作相应膳食

知识准备

一、高血压人群的营养需求

高血压人群的营养需求与普通人群有所不同，在为高血压人群设计配餐时，需要特别注意以下几点。

（1）控制盐的摄入量：高血压患者应限制每日盐摄入量在 5 g 以内。在烹饪过程中，尽量使用低盐或无盐调料，避免食用高盐食物，如腌制品、咸菜等。

（2）控制脂肪的摄入量：高血压患者应控制饱和脂肪酸和反式脂肪酸的摄入，选择健康的脂肪来源，如橄榄油、鱼油、坚果等。同时，适量摄入富含不饱和脂肪酸的食物，如深海鱼、坚果、亚麻籽等。

（3）增加膳食纤维的摄入量：膳食纤维有助于降低血压，高血压患者应多吃富含膳食纤维的食物，如全谷类、豆类、蔬菜和水果等。

（4）保持适量蛋白质的摄入：高血压患者应选择低脂、低胆固醇的优质蛋白质来源，如鱼、禽、豆腐等。同时，减少红肉和加工肉类的摄入。

（5）保证充足的钙和镁的摄入：高血压患者应保证每天摄入足够的钙和镁，以帮助降低血压。富含钙的食物有牛奶、酸奶、豆腐等；富含镁的食物有坚果、绿叶蔬菜、全谷类等。

二、高血压人群的生理特点

1. 血压升高

高血压最明显的症状就是血压升高。当血压超过正常范围时，会对血管、心脏、肾脏等器官造成一定的压力，影响其正常功能。持续的高血压状态可能导致各种器官的损害和功能障碍。

2. 症状因人而异

不同患者的高血压症状表现可能存在差异。有些人可能会出现头痛、头晕、耳鸣、心悸、胸闷等症状，而另一些人可能没有明显的症状。这使高血压的诊断更加复杂，也提醒人们应该定期进行体检和血压检测。

3. 早期可能无症状

在高血压的早期阶段，患者可能没有明显的症状，或者只是出现轻微的不适。这种情况下，患者容易忽视自己的身体状况，直到出现严重的并发症时才意识到问题的严重性。因此，早期发现和诊断高血压至关重要。

4. 症状与血压升高水平有关

高血压患者的症状程度与血压升高水平有一定的关系。血压越高，症状越明显。但有些患者即使血压很高，也可能没有明显的症状，这就需要通过定期检测血压来了解情况。

5. 症状在情绪激动、劳累时加重

在情绪激动或劳累时，患者容易出现血压飙升的情况，症状也会相应加重。这主要是因为心理压力和身体活动对血压产生了一定的影响。因此，避免过度劳累和保持良好的心态对于高血压患者非常重要。

6. 晨起高血压和心脑血管意外风险高

高血压患者晨起时的血压可能会突然升高，这是因为身体从睡眠状态转为清醒状态时，交感神经兴奋。这种情况可能导致心脑血管意外事件发生风险的增加。因此，高血压患者在晨起时需要特别注意，建议缓慢地进行起床活动，避免剧烈运动或情绪激动。

三、高血压人群的注意事项

1. 限制能量的摄入

超重和肥胖是高血压病的危险因素之一。因此，要依据体重情况调整膳食，严格控制能量的摄入，将体重控制在标准范围内[标准体重的简易计算公式：体重（kg）＝身高（cm）－105]，肥胖者应节制饮食，减轻体重（以每周 0.5～1 kg 为宜）。根据研究，体重每下降 10 kg，收缩压可降低 5～20 mmHg。

2. 限制钠盐的摄入量

高盐是目前已肯定的能使血压升高的因素之一。因此，应根据病情限制钠盐的摄入量，在烹调过程中，少放盐甚至不放盐。对轻度高血压或有高血压家族史人群，每日食盐量应限制为 3～5 g，中度高血压每日食盐量应限制为 1～2 g，重度高血压患者应给予无盐膳食。限制钠盐的摄入，可使许多患者的血压下降，并可减少对降压药物的依赖。

3. 控制脂肪的摄入

肥胖也是导致高血压的一个原因，高血压患者要限制脂肪的摄入量。烹调时，多选用植物油，如花生油、菜籽油、芝麻油等；少吃油炸、动物内脏、鸡蛋黄、鱼子等胆固醇含量高的食物；可多吃一些豆类、鱼等含不饱和脂肪酸的食物，能使胆固醇氧化，从而降低血浆胆固醇，即可延长血小板的凝聚，抑制血栓形成，预防中风、血管破裂，并对防止产生并发症有一定的作用。

4. 适量蛋白质的摄入

高血压患者宜多吃优质蛋白质和含维生素的食物，一般不必严格限制蛋白质的摄入量。高血压患者每日蛋白质的摄入量以每千克体重 1 g 为宜。其中，植物蛋白应占 50％，最好用大豆蛋白。大豆蛋白虽无降压作用，但能防止脑卒中的发生，可能与大豆中氨基酸的组成有关。每周还应吃 2～3 次鱼类蛋白质，可改善血管弹性和通透性，增加尿、钠的排除，从而降低血压。

如果高血压合并肾功能不全，则应限制蛋白质的摄入量。

5. 适当增加矿物质

高血压患者应适当增加矿物质的摄入，可多吃含钾、镁、钙等的食物。钾、镁、钙有降压作用，它们在豆类、蔬菜、水果、乳类制品中含量较高。高血压患者应多食豆制品、马铃薯、南瓜、大白菜、冬瓜、卷心菜及水果，以增强低钠饮食的降压效果。新鲜蔬菜中的绿叶菜、豆类及根茎类含钾较多，水果类如香蕉、杏、梅含钾丰富，家禽、鱼、瘦肉类等含钾丰富，正常人每日应食蔬菜及一定量的水果。牛奶中含钙丰富，每 100 mL 可提供 100 mg 以上的钙，所以，饮用牛奶值得提倡，豆类、虾皮、芝麻酱和甘蓝菜、花菜等也含钙较多。

6. 补充粗纤维和足量维生素

应多食蔬菜类，提高饮食中的膳食纤维和维生素，如豆芽、瓜果、海带、紫菜、木耳等。膳食纤维能延缓食物中糖的吸收，可降低空腹和餐后血糖，多食含纤维素的蔬菜既能达到控制热量代谢的目的，又能增加饱腹感，还能促进胃肠蠕动，防止便秘，减少糖、脂的吸收，减少心血管疾病的发生。大量的维生素 C 可使胆固醇氧化成胆酸排出体外，改善心脏功能和血液循环，多吃新鲜的蔬菜和水果，有助于高血压病的防治。

7. 限酒戒烟

饮酒与血压水平和高血压患病率之间有关联。大量饮酒使血压升高，高血压发病率增加。烟中的尼古丁和焦油不仅可使血压出现一过性升高，甚至还可能增加脑中风的危险。

[情景案例分析]

高血压代餐配餐设计与制作。

1. 设计目标

高血压代餐配餐的设计目标主要是通过合理饮食来调控的，以达到降低血压、改善胃肠道功能、促进身体健康的效果；同时，为患者提供丰富多样的食品选择，满足不同口味的需求，提高生活质量。

2. 饮食原则

(1)控制总热量，保持正常的体重。

(2)控制膳食中钠的摄入量，保持在每天 6 g 以下。

(3)增加膳食中钾的摄入量，每天摄入 3～4 g 的钾。

(4)控制饮酒量，避免饮用高度烈性酒。

(5)保持适当的运动量，增强身体素质。

(6)定时定量进餐，避免过度饥饿或暴饮暴食。

(7)保持轻松愉悦的进餐氛围，避免在进餐时过于紧张或焦虑。

3. 低盐低脂饮食

低盐低脂饮食对高血压患者非常重要。在代餐配餐中，推荐选择以下食物：

(1)新鲜蔬菜和水果：富含膳食纤维和维生素，低脂肪、低盐。

(2)全谷类：如全麦面包、燕麦片等，富含膳食纤维，有助于降低血脂。

(3)瘦肉类：如鸡肉、鱼肉等，富含高质量蛋白质，低脂肪、低盐。

（4）豆类：如黄豆、豆腐等，富含蛋白质、膳食纤维和矿物质，低脂肪、低盐。

4. 高纤维饮食

高纤维饮食可以帮助高血压患者控制血糖、降低血脂、维持肠道健康。在代餐配餐中，推荐选择以下高纤维食物：

（1）燕麦：富含膳食纤维，有助于降低血脂和血糖。

（2）豆类：如黄豆、红豆、黑豆等，富含膳食纤维和蛋白质，有助于降低血脂和血糖。

（3）全谷类：如全麦面包、糙米等，富含膳食纤维和矿物质，有助于降低血脂和血糖。

（4）蔬菜和水果：富含膳食纤维和维生素，有助于维持肠道健康。

5. 平稳血压

高血压患者需要通过合理的饮食调控来平稳血压，避免波动。在代餐配餐中，推荐选择以下平稳血压的食物：

（1）芹菜：富含芹菜素，有助于舒张血管，降低血压。

（2）木耳：富含多糖和微量元素，有助于降低血脂和血压。

（3）红枣：富含环磷酸腺苷，有助于舒张血管，降低血压。

（4）鳕鱼：富含 ω-3 不饱和脂肪酸，有助于降低血脂和血压。

6. 合理搭配

在代餐配餐中，应该注重食物的合理搭配，以达到最佳的营养效果。以下是推荐选择的食物。

（1）蛋白质搭配：鱼肉、鸡肉、豆类等蛋白质丰富的食物可以搭配食用，以满足人体需要。

（2）脂肪搭配：适量的不饱和脂肪酸对高血压患者有益，可以从橄榄油、鱼油、坚果等食物中获取。

（3）碳水化合物搭配：优先选择膳食纤维丰富、低糖分的碳水化合物食物，如全谷类、蔬菜等。

7. 减少糖分

高血压患者需要限制糖分的摄入，以避免血糖波动。在代餐配餐中，推荐选择以下减少糖分的食物。

（1）低糖水果：如草莓、蓝莓、柚子等，富含维生素和矿物质，低糖分。

（2）全谷类：如全麦面包、糙米等，糖分较低，富含膳食纤维和矿物质。

（3）蔬菜：绝大多数蔬菜的糖分较低，富含维生素和膳食纤维。

8. 均衡营养

高血压代餐配餐需要确保各种营养素的均衡摄入，包括蛋白质、脂肪、碳水化合物、维生素和矿物质等。在代餐配餐中，推荐选择以下均衡营养的食物。

（1）鸡蛋：富含优质蛋白质和多种维生素矿物质，如维生素 D、维生素 B_{12} 等。

(2)牛奶：富含蛋白质、钙和维生素 D，有助于维护骨骼健康。

(3)坚果：富含健康脂肪和蛋白质，如核桃、杏仁等。

(4)蔬菜和水果：富含维生素和矿物质，有助于维持身体健康。

9. 食疗作用

高血压代餐配餐的食疗作用主要是通过长期的饮食调控的，以达到预防和治疗高血压的目的，以下是推荐选择的食物。

(1)荷叶山楂茶：荷叶和山楂具有降压降脂的作用，适合高血压患者长期饮用。

(2)芹菜炒豆干：芹菜和豆腐干都具有降压作用，搭配食用效果更佳。

(3)红烧茄子配散步鸡：茄子含有丰富的维生素 P，能够降低血压；散步鸡富含优质蛋白质，适合高血压患者食用。

表 3-1 是为高血压人群设计的为期三天的饮食计划。

表 3-1　高血压人群饮食计划

时间	餐次	食物名称
第一天	早餐	燕麦粥(燕麦片、牛奶、水)、煮鸡蛋一个、香蕉一根
	午餐	红烧鱼(鲤鱼、姜、葱、酱油、食盐)、炒青菜(青菜、蒜、油、盐)、米饭一碗
	晚餐	清蒸鸡胸肉(鸡胸肉、葱、姜、盐)、炒土豆丝(土豆、蒜、油、盐)、米饭一碗
第二天	早餐	全麦面包两片、煮鸡蛋一个、苹果一个
	午餐	炒青菜(青菜、蒜、油、盐)、红烧豆腐(豆腐、姜、葱、酱油、食盐)、米饭一碗
	晚餐	清蒸鱼(鱼、葱、姜、盐)、炒茄子(茄子、蒜、油、盐)、米饭一碗
第三天	早餐	牛奶一杯、全麦面包一片、橙子一个
	午餐	炒绿豆芽(绿豆芽、蒜、油、盐)、炖牛肉(牛肉、姜、葱、盐)、米饭一碗
	晚餐	炒豆腐皮(豆腐皮、蒜、油、盐)、蒸南瓜(南瓜、盐)、米饭一碗

☀ 高血脂的营养视界窗

中国居民减油核心信息十条

1. 脂肪是人体的重要营养素之一，可提供能量和必需脂肪酸等，主要来源于烹调油和畜肉。

2. 长期过量摄入脂肪会导致肥胖，增加血脂异常、动脉粥样硬化、冠心病和 2 型糖尿病等慢性病的发病风险。

3. 建议成年人每天烹调油摄入量以 25～30 g 为宜。目前我国居民烹调油平均摄入量已超出推荐量的 1/3。减油的重点在于减少烹调油。

4. 家庭烹饪可使用带刻度的控油壶，定量用油、总量控制。建议选择蒸、煮等烹调方法，少煎炸，减少油的用量。

5. 不同烹调油的营养构成不同，多样化选择有利于营养平衡，建议采购烹调油时适当调换品种。

6. 在外就餐和点外卖时注意选择低油菜品，主动提出少油需求，合理点餐，避免浪费。

7. 少吃油炸和高油食品。购买预包装食品时阅读营养成分表，选择脂肪含量少的食品。

8. 除烹调油外，肥肉、动物内脏等饱和脂肪、胆固醇含量高，不宜多吃。吃畜肉宜选择瘦肉，每人每周畜肉摄入不超过 500 g。

9. 儿童青少年要从小培养清淡不油腻的健康饮食习惯，超重肥胖、高血脂人群等更应控制脂肪的摄入，做到食物多样、合理膳食。

10. 鼓励餐饮行业和食品工业践行"减油"行动，满足消费者健康需求。

 工作任务实施

工作情景描述

某公司一位 50 岁高血压患者，因高血压需要控制饮食，中午以 100 g 煮瘦猪肉、150 g 炒青菜和 100 g 糙米饭为午餐。请你判断其午餐是否符合高血压患者的饮食要求。另外，为了更好地保持健康，应该如何合理安排患者全天的饮食？

学习目标

1. 知识目标

(1)了解高血压患者饮食的原则和注意事项；

(2)熟悉高血压患者所需营养素的摄入建议。

2. 能力目标

(1)能根据高血压患者的特点，评估饮食是否符合要求；

(2)能制订符合高血压患者饮食需求的全天饮食方案。

3. 素质目标

(1)培养学生以人为本、因人而异、对具体问题进行具体分析的精神；

(2)培养学生对特定人群饮食需求的了解和分析能力；

(3)培养学生善沟通、高标准、精益求精的专业素质。

一、任务实施向导

1. 任务实施步骤

（1）了解高血压患者的营养需求：高血压患者在饮食上应注意控制盐分摄入，增加膳食纤维、钾、钙、镁等矿物质的摄入，适量摄入优质蛋白质，保持低脂饮食。

（2）设计菜谱：根据高血压患者的营养需求，设计合适的菜谱。菜谱应包括早餐、午餐、晚餐和加餐，保证每天摄入的热量和营养素均衡。

（3）采购食材：购买新鲜、优质的食材，避免使用高盐、高脂肪、高糖的食品。

（4）配餐制作：按照菜谱和采购的食材，进行食物的清洗、切割、烹饪等加工过程。在烹饪过程中，应注意控制油、盐、糖的用量，避免使用刺激性强的调料。

（5）摆盘装饰：将制作好的菜品以更好的形态摆放在盘子里，可增加食欲。可以适当使用一些色彩鲜艳的食材进行点缀，提高菜品的美观度。

（6）送餐服务：将配制好的餐食送到患者手中，确保餐食的温度、卫生符合要求。

（7）反馈与调整：收集患者对菜品的评价和建议，根据患者的口味和需求，适时调整菜谱和烹饪方法。

2. 注意事项

（1）在设计菜谱时，要充分考虑患者的年龄、性别、体重、身体状况等因素，制订个性化的饮食方案。

（2）要注意食物的烹饪方法，尽量采用清淡、健康的烹饪方式，如蒸、煮、炖等，避免油炸、煎炒等高油脂的烹饪方式。

（3）要关注食物的口感和味道，适当增加调料的使用，但要避免过度调味，以免加重肾脏负担。

（4）要关注食物的营养搭配，确保患者摄入足够的膳食纤维、矿物质、蛋白质等营养素。

（5）要加强食品安全管理，确保食材的新鲜、卫生，避免食物中毒等问题的发生。

3. 高血压配餐的基本步骤

对于高血压患者来说，饮食控制是非常重要的一部分。以下是高血压人群的配餐设计与制作的基本步骤。

（1）了解患者的饮食需求：首先，需要了解患者的年龄、性别、身体状况、饮食习惯等信息，以便为其制订合适的饮食计划。

（2）确定饮食目标：根据患者的实际情况，确定每天所需的热量、蛋白质、脂肪、碳水化合物等营养素的摄入量。

（3）选择合适的食材：选择低脂、低盐、高纤维的食材，如瘦肉、鱼类、豆腐、蔬菜、水果等。避免使用高脂肪、高盐、高糖的食材。

（4）设计菜谱：根据患者的需求，设计一周的菜谱。每天的菜品应尽量丰富多样，以保证营养均衡。同时，要注意食物的搭配，避免摄入过多的油脂和盐分。

（5）制作配餐：在烹饪过程中，尽量减少油盐的使用，可以使用香料和草本植物来增加食物的口感和风味。同时，要确保食物熟透，以杀死可能存在的细菌和寄生虫。

（6）餐饮管理：定期检查患者的饮食习惯，鼓励其坚持健康饮食。同时，要注意观察患者在食用新食物后的反应，以便及时调整饮食计划。

（7）教育与指导：向患者传授高血压患者的饮食知识（例如，如何选择健康的食材、如何控制烹饪中的油盐用量等），以提高患者的自我管理能力。

（8）跟踪与调整：定期对患者的体重、血压等指标进行监测，根据监测情况调整饮食计划，以达到最佳的治疗效果。

4. 任务实施操作

日期	第　　　周		年　　月　　日	
姓名		班级		课时
项目名称				
实训目标				
仪器设备原料				
实训步骤过程				
实训心得				
备注				

二、任务实施记录与评价

1. 任务实施记录

(1)调查高血压人群的饮食需求和口味偏好，制订适合高血压人群的配餐方案。

(2)为高血压人群提供低盐、低脂、高纤维的食材，保证膳食营养均衡。

(3)设计多种菜品，包括荤菜、素菜、汤品等，以满足不同人群的需求。

(4)采用健康的烹饪方法，如蒸、煮、炖等，以减少油脂的摄入。

(5)培训厨师掌握高血压人群配餐的制作技巧，确保菜品质量。

(6)定期收集高血压人群对配餐的反馈意见，不断优化菜品和服务。

2. 评价

(1)满意度评价：通过问卷调查、访谈等方式，了解高血压人群对配餐满意度的评价，以及对菜品口感、营养成分等方面的评价。

(2)血压控制效果评价：通过定期监测高血压人群的血压水平，评估配餐对血压控制的效果。

(3)营养摄入评价：分析高血压人群的膳食结构，评估配餐对营养摄入的贡献。

(4)厨艺水平评价：对厨师进行技能考核，评估其掌握高血压人群配餐制作技巧的程度。

3. 配餐设计与制作

在选购食材时，需要注意以下几点：

(1)选择新鲜、无污染的食材，特别是蔬菜和水果。

(2)优先选择富含钾的食材，如香蕉、土豆、牛奶等。

(3)选择低钠高纤维的食材，如全麦面包、燕麦片、绿叶蔬菜等。

(4)适量选择优质蛋白质来源，如鱼、瘦肉、豆类等。

(5)避免选择具有过多高脂肪、高糖分的食物，如油炸食品、糖果等。

4. 烹饪方法

在烹饪方法上，应遵循以下原则：

(1)采用低盐、低油的烹饪方法，如蒸、煮、炖等。

(2)避免过多使用酱油、盐等调味品，可以使用香料、醋等来调节口味。

(3)控制油的使用量，适量使用植物油，避免使用动物油。

(4)在烹饪过程中，可以将多种食材进行合理搭配，增强营养价值。

5. 食物营养成分

高血压人群的饮食需要摄入以下营养成分：

(1)蛋白质：每天摄入 1 g/kg 体重的蛋白质，以维持正常的生理功能。

(2)脂肪：每天摄入少于 1 g 的脂肪，并尽量选择不饱和脂肪酸。

(3)碳水化合物：每天摄入 3～5 g 的碳水化合物，以保持血糖稳定。

(4)膳食纤维：每天摄入 25～30 g 的膳食纤维，以促进肠道蠕动和降低胆固醇。

(5)维生素和矿物质：每天摄入适量的维生素和矿物质，以满足身体的需要。

6. 热量分配

根据患者的身体状况和进食情况，合理分配热量摄入量。一般来说，高血压人群的饮食中，热量应该来自碳水化合物、蛋白质和脂肪，其比例为 60∶25∶15。同时，根据患者的具体情况，可以适当调整热量的分配。

7. 饮食禁忌

高血压人群应该避免以下食物。

(1)高钠食物：如咸菜、腌制食品等。

(2)高脂肪食物：如油炸食品、肥肉等。

(3)高糖分食物：如糖果、甜点等。

▌**工作流程与活动**

工作活动 1：任务确认（了解高血压患者的饮食原则）。

工作活动 2：查找高血压患者的饮食需求相关信息。

工作活动 3：根据配餐对象查找或计算出参考摄入量。

工作活动 1：任务确立

一、活动思考

思考 1：了解该配餐对象的基础信息（性别、年龄、身高、体重等），以及是否饮酒及饮酒史。

_____

_____

思考 2：分析该对象饮食需注意的要点。

_____

_____

二、思想提升

"一方水土养一方人"，流行病学调查发现饮酒、吃得咸都是高血压的高风险因素，你如何向北方人科普预防高血压发病的营养知识？

_____

_____

_____

三、工作任务确立

1. 了解配餐对象的基本情况

个人基础信息调查表

姓名		性别		年龄		
民族		身高		体重		照片
从事工作		腰围		臀围		
有无肥胖、高血压、糖尿病病史						
□有　□无		□1 年以内　□5 年以内　□10 年以内　□长期				
有无过敏史						
□有　□无		过敏食物有：				
是否挑食		□是　□否				
饮食作息是否正常		□是　□否				
喜欢的烹饪方式		□蒸　□煮　□煎　□炸　□烤　□焗				
其他饮食要求						

2. 查找食物成分表及中国居民 DRIs

 学习加油站

请扫描二维码，快速查阅食物成分表及中国居民 DRIs。

食物成分表及
中国居民 DRIs

工作活动 2：能量计算及食谱设计

一、任务思考

思考 1：根据该配餐对象的身高、体重及其体力活动，确定其膳食能量供给量。

_____

_____

思考 2：根据配餐对象每餐所需要的能量，思考其碳水化合物、蛋白质、脂肪的需求量，三餐能量应如何合理分配？

_____

_____

思考 3：一餐主食、副食的种类及用量应如何确定？

_____

_____

二、活动实施

活动步骤	活动要求	工作安排	过程记录
步骤 1	在营养配餐大赛中，一般要求设计一日带量食谱，参赛选手需要在 60 min 内现场独立完成计算。小组成员可以分角色扮演配餐对象，给出自己模拟的配餐对象条件	根据配餐对象的身高、体重及其体力活动，计算一日膳食能量供给量。根据三大产能营养素的功能比，确定三大营养素的需求量	记录实践过程，整理后保存留档
步骤 2	查找食物成分表及中国居民 DRIs	根据任务要求，确定早餐能量及营养素的合理分配	记录计算过程

项目三

活动步骤	活动要求	工作安排	过程记录
步骤3	观看虚拟仿真软件设计一餐食谱，扫码学习	查找食物成分表，确定一餐主食、副食的种类及用量。确定蔬菜、水果与油脂的种类及用量，尝试学习使用虚拟仿真软件，计算主食、副食的数量及种类	记录计算过程
步骤4	根据配餐对象营养需求及其要求，设计一餐食谱，并请小组代表阐述设计过程和亮点。将食谱设计完成后保存留档	使用虚拟仿真软件，为配餐对象设计一日食谱	整理后保存留档
步骤5	根据配餐对象的饮食习惯、口味等，为其烹制一道营养餐，小组分工合作烹制菜肴	根据食谱烹制菜肴	拍照后保存留档

工作活动3：评价与总结

一、评价

指标一	指标二	评价内容	权重分	自评	互评	教师	行业专家	服务对象
工作能力	小组协调能力	能够为小组采集信息，提出建议，阐明观点	10					
	实践操作能力	能够正确操作虚拟仿真软件；食谱设计合理、科学，能够制作相关菜肴	10					
	表达能力	能够正确地传达工作内容及小组的特色	10					
	创新性	食谱设计科学、新颖、别出新意	10					
作品得分	职业岗位能力	解决服务对象面临的实际问题，设计出科学、实用性较强的食谱	30					
		菜肴制作可口、令人有食欲，服务对象满意	30					

二、总结

与客户沟通、服务能力		
能量计算、食谱设计及汇报能力		
菜肴制作能力		
改进措施		

知识要点测试（营养配餐员考核试题）

判断题。

1. 管理人群血压控制率采用年度平均血压值计算。　　　　　　　　（　　）

2. 基本公共卫生服务规范要求高血压患者管理率不低于35%。　　　（　　）

3. 常住居民是指在本辖区连续居住1年及以上的居民。　　　　　　（　　）

4. 高血压患者管理级别可以根据每次随访评估结果随时调整。　　　（　　）

5. 35岁及以上门诊首诊病人测血压中的首诊概念是指每年因不同疾病首次至该医疗服务机构就诊。　　　　　　　　　　　　　　　　　　　　　　（　　）

6. 高血压患者健康管理服务对象是辖区内35岁及以上的所有高血压患者。（　　）

任务二 糖尿病人群营养配餐设计与制作

学习目标 🎯

知识目标：了解糖尿病人群一日所需的营养需求，掌握糖尿病人群营养餐设计的原理及步骤。

能力目标：学会运用计算法设计糖尿病人群所需营养配餐，并能够制作相关菜品。

素质目标：培养学生工匠职业素养，增强服务社会责任感。

任务描述 🖥️

本任务依据营养配餐"1＋X"职业技能等级证书要求、营养配餐职业技能竞赛要求等，培养具有三级公共营养师职业岗位能力的高技术、技能型人才；主要了解糖尿病人群一日所需的营养需求，掌握糖尿病人群营养配餐设计的原理及步骤。熟练地运用计算法设计糖尿病人群所需营养配餐，并能够制作相关菜品。

任务分析 ⚙️

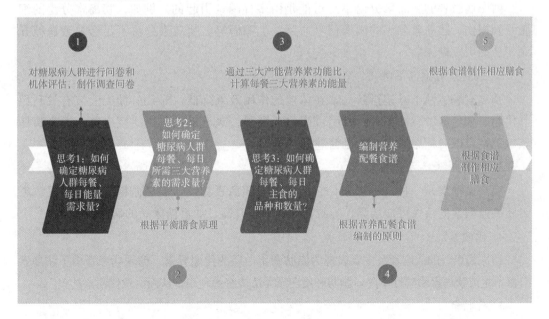

知识准备

一、糖尿病人群营养配餐注意事项

设计糖尿病人群营养配餐需要考虑以下几个方面：

（1）控制总能量摄入量：糖尿病人群需要控制每天摄入的总能量，以维持体重在正常范围内。可以通过减少主食和脂肪的摄入量，来达到控制总能量的目的。

（2）合理分配三大营养素：糖尿病人群需要合理分配三大营养素（即碳水化合物、蛋白质和脂肪）的摄入量。建议糖尿病患者每天的碳水化合物摄入量占总能量的 50%～60%，蛋白质摄入量占总能量的 15%～20%，脂肪摄入量占总能量的 25%～30%。

（3）增加膳食纤维的摄入量：膳食纤维可以减缓食物消化吸收的速度，降低血糖反应，有助于控制血糖水平。建议糖尿病患者每天摄入 25 g 以上的膳食纤维，可以通过食用蔬菜、水果、全谷类等食物来实现。

（4）控制盐的摄入量：糖尿病患者容易出现高血压等并发症，因此需要控制盐的摄入量。建议每天摄入盐不超过 6 g。

（5）均衡饮食：糖尿病患者需要均衡饮食，保证各种营养素的摄入量。建议每天食用五种不同颜色的蔬菜和水果，选择低脂肪、低糖分的食品，限制饮酒和吸烟。

二、糖尿病人群的生理特点

1. 胰岛素分泌不足

糖尿病患者的胰岛素分泌不足可能是由多种因素引起的。例如，胰岛素分泌的细胞受到损伤，胰岛素分泌的激素信号通路发生障碍等。胰岛素分泌不足会导致血糖升高，从而引发糖尿病。

2. 胰岛素敏感性下降

胰岛素敏感性下降是指胰岛素在体内的作用效果降低，导致血糖无法被有效利用和代谢。胰岛素敏感性下降的原因可能包括肥胖、缺乏运动、炎症反应等。提高胰岛素敏感性可以对糖尿病患者的血糖进行控制。

3. 胰高血糖素活性增高

胰高血糖素是一种升糖激素，它的作用与胰岛素相反，促进血糖升高。糖尿病患者胰高血糖素的活性可能增高，导致血糖进一步升高，加重糖尿病的病情。

4. 代谢紊乱

糖尿病患者的代谢紊乱主要表现为脂肪和蛋白质的代谢异常。糖尿病患者由于胰岛素分泌不足或胰岛素敏感性下降，脂肪和蛋白质无法被有效利用，从而引发代谢紊乱。

5. 症状多

糖尿病患者可能会出现多饮、多尿、多食、体重减轻等典型症状。另外，还可能伴有疲劳、视力下降、皮肤瘙痒等症状。症状的严重程度与糖尿病的病情程度有关。

6. 并发症多

糖尿病患者由于长期的血糖过高，可能会导致多种并发症，如视网膜病变、肾脏病变、神经病变、心血管疾病等。这些并发症会严重影响患者的生活质量和寿命。

7. 疾病控制需长期坚持

糖尿病是一种需要长期控制的疾病，患者需要长期坚持控制饮食、运动、药物治疗等。只有保持长期的稳定控制，才能减少并发症的发生，提高生活质量、延长寿命。

8. 疾病控制不佳易致严重后果

糖尿病患者如果控制不佳，会导致血糖持续过高，加重糖尿病的病情，引发各种并发症。这些并发症可能会对患者的生命质量和寿命造成严重影响，甚至可能导致死亡。

知识链接

在设计糖尿病人群营养配餐时，可参考以下建议。

(1)控制碳水化合物的摄入。糖尿病患者需要控制碳水化合物的摄入量，以维持血糖水平稳定，可选择低升糖指数(GI)的食物，如全麦面包、燕麦片、糙米等。

(2)增加膳食纤维的摄入。膳食纤维有助于控制血糖水平，增加饱腹感。糖尿病患者应多吃富含纤维的食物，如蔬菜、水果、全谷类食物等。

(3)选择优质蛋白质。糖尿病患者需要摄入足够的优质蛋白质，如鱼肉、鸡肉、豆腐等，避免过多摄入饱和脂肪和反式脂肪。

(4)健康脂肪：糖尿病患者应选择不饱和脂肪，如橄榄油、坚果、鱼油等，避免过多摄入饱和脂肪和反式脂肪。

(5)控制盐分摄入。糖尿病患者容易患高血压，因此需要控制盐分摄入，尽量选择低盐食品，减少烹饪时盐分的添加。

(6)分配餐次。每天分为三餐正餐和两次小吃，以保持血糖水平的稳定，避免过饥或过饱。

(7)注意分量。应合理搭配食物，控制每餐的分量，以避免血糖波动过大。

(8)定期监测血糖：糖尿病患者应根据医生的建议，定期监测血糖水平，以便及时调整饮食。

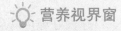 营养视界窗

最严谨的标准

目前我国已经发布食品安全标准超过1 600项，涉及两万多项指标，包括通用标准、产品标准、生产规范标准和检验方法标准。四类标准有机衔接、相辅相

成，从不同的角度管控食品安全风险，涵盖我国居民消费的主要食品类别、主要健康危害因素、重点人群的营养需求。从食品类别来说，覆盖了食品行业生产和居民消费所涉及的初级农产品、加工制品等主要食品类别；从健康危害因素来说，现行标准覆盖了包括致病微生物、重金属、真菌毒素、放射性物质等控制要求，也包括食品添加剂、农药兽药残留等限量要求；从重点人群来说，有婴幼儿配方食品、特殊医学用途配方食品等标准，涵盖了重点人群的营养健康基本需求。总体来讲，已经构建起从农田到餐桌，与国际接轨的食品安全国家标准体系。

 工作任务实施

▍工作情景描述

某公司一位糖尿病患者中午想要选择一份健康的午餐。根据医生建议，午餐应该控制碳水化合物的摄入量，搭配煮鸡胸肉、炒青菜和少量全麦面包。故其中午以 100 g 鸡胸肉、150 g 青菜和 50 g 全麦面包为午餐。

▍学习目标

1. 知识目标

(1)了解糖尿病患者应避免食用的食物；

(2)熟悉糖尿病患者的饮食原则和建议。

2. 能力目标

(1)能根据糖尿病患者的特殊需求，设计低碳水化合物的午餐；

(2)能理解并应用医生建议，合理搭配食物，确保饮食健康。

3. 素质目标

(1)培养学生具有关爱他人、关注健康的责任心；

(2)培养学生具备根据医生建议制订饮食计划的能力；

(3)培养学生善于沟通和协作、尊重个体差异的能力。

一、任务实施向导

(1)确定糖尿病患者营养配餐的目标和原则。根据糖尿病患者的特点和营养需求，设计合理的饮食方案，控制血糖水平，保持身体健康。

(2)收集相关数据。了解糖尿病患者的基本信息、饮食习惯、口味偏好等，以及其所需的营养素摄入量和限制食物。

(3)设计配餐方案。根据收集到的数据，结合糖尿病患者的特殊需求，设计一份适合的营养配餐方案。方案应包含主食、蔬菜、蛋白质来源、水果和坚果等食物的种类、数量和比例。

（4）制作配餐食谱。根据设计的方案，制作一份详细的食谱，包括每天三餐和两次加餐的食物种类、数量和烹饪方法。食谱应符合糖尿病患者的饮食原则，如低糖、低脂、高纤维、高蛋白质等。

（5）提供健康教育。向糖尿病患者及其家人提供有关饮食管理的知识，包括饮食原则、食物选择、烹饪技巧等。同时，提醒他们注意饮食的规律性、适量性和多样性，以保持良好的饮食习惯。

（6）监督与评估。定期检查糖尿病患者的饮食习惯和血糖水平变化情况，并根据需要进行调整和改进。同时，评估营养配餐方案的效果，以确保其对糖尿病人的管理效果达到预期目标。

（7）持续跟进与改进。根据评估结果，及时调整配餐方案，提供个性化的饮食建议，帮助糖尿病患者更好地管理疾病。同时，不断更新和完善知识库，提高配餐方案的科学性和实用性。

二、饮食计划

1. 因素

在为糖尿病患者设计饮食计划时，需要考虑以下因素。

（1）控制总热量摄入，确保热量摄入与体重目标和活动水平相匹配。

（2）保持餐次规律，避免暴饮暴食和过度饥饿。

（3）均衡摄入各种营养素，确保摄入足够的蛋白质、脂肪、碳水化合物和膳食纤维等。

（4）关注食物的升糖指数（GI），选择低 GI 食物，避免血糖波动。

（5）适量摄入膳食纤维，增加饱腹感，减缓食物吸收速度。

2. 食物选择

在选择食物时，应遵循以下原则。

（1）高蛋白食物：选择瘦肉、鱼、蛋、豆类等富含优质蛋白质的食物。

（2）低脂食物：选择低脂肪含量的食物，如蔬菜、水果、鱼类等。

（3）低糖食物：选择低糖指数的食物，如全谷类、蔬菜、水果等。

（4）丰富多样的食物：选择多种食物，包括蔬菜、水果、全谷类、肉类、豆类等，以获得丰富的营养素。

（5）控制盐的摄入量：避免高盐食物，如腌制品、加工肉等。

3. 热量控制

对于糖尿病患者，控制每日热量摄入至关重要。以下是根据体重目标和活动水平计算每日热量需求的公式：

男性：每日热量需求＝体重（kg）×（18～24）（kcal/kg）

女性：每日热量需求＝体重（kg）×（16～20）（kcal/kg）

在实际操作中，可以根据患者的具体情况进行调整。同时，通过监测餐后血糖水平来评估饮食计划是否合理。

4. 营养补充

糖尿病患者需要额外的营养补充，以支持身体各项功能，并预防并发症。以下是一些重要的营养素及其作用。

(1)维生素 C：帮助维持胰岛素的分泌和敏感性，预防视网膜病变。

(2)锌：有助于维持免疫功能和伤口愈合，预防感染。

(3)维生素 E：抗氧化剂，有助于预防心血管疾病和视网膜病变。

(4)膳食纤维：有助于控制血糖和胆固醇水平，促进肠道健康。

(5)钙和维生素 D：有助于骨骼健康，预防骨折和骨质疏松。

5. 食谱设计

根据患者的口味和身体状况，设计适合的食谱，并随着病情变化和治疗需要进行调整。以下是一些食谱示例。

(1)早餐：燕麦粥(50 g 燕麦)＋鸡蛋(50 g)＋青菜(50 g)。

(2)午餐：清蒸鲈鱼(100 g)＋炒青菜(100 g)＋米饭(50 g)。

(3)晚餐：豆腐炖肉(100 g 豆腐＋50 g 瘦肉)＋炒青菜(100 g)＋米饭(50 g)。

6. 餐次安排

合理的餐次安排能够帮助患者控制总热量，避免过度饱食，同时，也能够提高餐后血糖水平，减少胰岛素抵抗等问题。一般来说，糖尿病患者应该保证每日三餐，并适当加入零食，如水果、坚果等。

7. 健康饮食教育

为了使患者养成健康的饮食习惯，定期进行健康饮食教育是有必要的，可通过举办讲座、发放宣传资料、组织交流活动等方式，使患者了解糖尿病的基本知识、饮食原则和烹饪技巧等，帮助他们更好地管理自己的身体健康。

三、注意事项

1. 饮食控制

(1)控制总热量。为了维持正常的生理功能，糖尿病患者需要控制总热量的摄入。根据患者的身高、体重和活动水平，制订合适的热量摄入计划。

(2)少量多餐。为了减少餐后血糖波动，建议糖尿病患者采用少量多餐的饮食方式，将一日三餐分成五餐或六餐，并适当加入低糖水果或蔬菜作为零食。

(3)减少碳水化合物的摄入。糖尿病患者应该控制碳水化合物的摄入量，特别是高糖食物和高升糖指数(GI)的食物，如糖果、甜饮料、蛋糕等。

(4)增加膳食纤维。膳食纤维有助于减缓食物的吸收速度，降低血糖波动。建议增加富含膳食纤维的食物，如全谷类、蔬菜、水果和豆类。

2. 保持吃动平衡

(1)建立正常的饮食习惯。糖尿病患者应该建立健康的饮食习惯，遵循定时、定量用餐的原则，避免暴饮暴食或过度饥饿。

（2）适当运动。运动可以促进身体代谢，提高胰岛素的敏感性，有助于控制血糖水平。建议糖尿病患者每天进行适量的运动，如散步、游泳、瑜伽等。

（3）监测血糖和体重变化。定期监测血糖和体重变化，可以及时发现血糖波动，从而调整饮食和运动计划。

3. 主食定量、粗细搭配

（1）主食定量。糖尿病患者应该根据身体情况和活动水平，定量摄入主食。建议采用全谷类食物，如糙米、全麦面包等，增加膳食纤维的摄入。

（2）粗细搭配。在主食选择上，可以粗细粮搭配，如杂粮饭、燕麦粥等，以增加营养的多样性和饱腹感。

4. 多食用蔬菜、水果

（1）多吃蔬菜：糖尿病患者应该多吃蔬菜，特别是深色蔬菜（如菠菜、胡萝卜等），以补充足够的维生素和矿物质。

（2）适量食用水果：水果中含有丰富的维生素和矿物质，但也含有一定的糖分。建议糖尿病患者选择低糖水果（如草莓、蓝莓、柚子等），并控制摄入量。

5. 适量摄入蛋白质

（1）选择低脂、低盐的蛋白质来源。糖尿病患者应该选择低脂、低盐的蛋白质来源（如瘦肉、鱼、豆腐等），以保持营养均衡。

（2）控制蛋白质的摄入量。过量的蛋白质摄入会增加肾脏负担，建议糖尿病患者控制每日蛋白质的摄入量，根据体重和活动水平进行适当调整。

6. 限制饮酒

（1）限制饮酒。酒精会影响血糖水平，可能导致低血糖反应。建议糖尿病患者尽量避免饮酒。

（2）饮酒前后注意监测血糖。在饮酒前后，应该监测血糖水平，以防止低血糖反应。

7. 定时定量用餐

（1）定时定量。糖尿病患者应该每天保持固定的用餐时间，避免过饱或过度饥饿。同时，每餐的热量摄入也应该控制在合适的范围内。

（2）避免夜宵和零食。夜宵和零食可能会增加总热量摄入，影响血糖水平。建议糖尿病患者尽量避免夜宵和零食，如有需要，可以选择低热量、低糖的食物。

四、任务实施记录与评价

1. 任务实施记录

（1）调查糖尿病患者的饮食需求和口味偏好，制订适合糖尿病患者的营养配餐方案。

(2)根据糖尿病患者的病情特点，选择低糖、低脂、高纤维的食材，保证膳食营养均衡。

(3)设计多种菜品，包括荤菜、素菜、汤品等，以满足不同人群的需求。

(4)采用健康的烹饪方法，如蒸、煮、炖等，以减少油脂的摄入。

(5)培训厨师掌握糖尿病患者营养配餐的制作技巧，确保菜品的质量。

(6)定期收集糖尿病患者对营养配餐的反馈意见，不断优化菜品和服务。

2. 任务评价

(1)满意度评价。通过问卷调查、访谈等方式，了解糖尿病患者对营养配餐满意度的评价，以及对菜品口感、营养成分等方面的评价。

(2)血糖控制效果评价。通过定期监测糖尿病患者的血糖水平，评估营养配餐对血糖控制的效果。

(3)营养摄入评价。分析糖尿病患者的膳食结构，评估营养配餐对营养摄入的贡献。

(4)厨艺水平评价。对厨师进行技能考核，评估其掌握糖尿病患者营养配餐制作技巧的程度。

(5)经济效益评价。综合考虑糖尿病患者的饮食成本和治疗效果，评估营养配餐在经济效益方面的表现。

五、菜单设计

1. 菜单设计原理

(1)控制总热量。在糖尿病管理中，控制总热量是首要任务。过量热量的摄入可能导致体重增加，加重胰岛素抵抗，进而恶化血糖控制。因此，在设计糖尿病饮食菜单时，应根据患者的身高、体重、性别、年龄和活动水平等因素，计算出每日所需的总热量，并合理分配各种营养素的摄入量。

(2)合理分配谷薯类食物。谷薯类食物是碳水化合物的主要来源，建议糖尿病患者摄入适量的谷薯类食物，并搭配一定量的蔬菜和水果，以控制餐后血糖水平。一般来说，每天摄入的谷薯类食物应为300～400 g，同时，减少油脂、糖果和糕点等高热量食品的摄入。

(3)适量蛋白质。蛋白质是构成身体细胞、组织和器官的基本单位，对于维持生命活动具有重要的意义。糖尿病患者需要摄入适量的蛋白质，以维持身体健康。一般来说，每天每千克体重摄入1 g左右的蛋白质较为合适。例如，一位体重为60 kg的糖尿病患者，每天需要摄入60 g左右的蛋白质。

(4)多吃蔬菜。蔬菜富含纤维素、维生素和矿物质等营养素，有助于控制血糖水平。建议糖尿病患者每天摄入至少500 g的蔬菜，特别是深色蔬菜，如菠菜、油菜、胡萝卜等。

(5)适量水果。水果中含有丰富的维生素和矿物质，可以帮助糖尿病患者维持身体健康。然而，水果中的糖分较高，因此，应控制摄入量，每天食用200～300 g的水果较为合适。建议选择低糖、低升糖指数(GI)的水果，如苹果、梨、草莓等。

(6)控制油脂。油脂是造成糖尿病的主要原因之一，因此，需要控制油脂的摄入量。建议糖尿病患者每天摄入的油脂量不超过总热量的30%，同时，减少饱和脂肪酸和反式脂肪酸的摄入，增加不饱和脂肪酸的摄入。例如，可以选择橄榄油、鱼油、坚果等富含不饱和脂肪酸的食物。

(7)饮食规律。保持规律的饮食有助于控制血糖水平，避免低血糖和饥饿感。建议糖尿病患者每天保持3次正餐，定时定量，避免暴饮暴食或过度饥饿。

(8)注重营养补充。除了饮食，糖尿病患者还需要注重营养补充。建议补充足够的维生素和矿物质，以及其他必要的营养素。例如，维生素D有助于改善胰岛素的敏感性，锌可以促进胰岛素的合成和释放，B族维生素有助于改善神经病变，等等。

2. 配餐设计与制作

(1)早餐菜单设计。

①窝头(50 g)。窝头是一种主要由玉米面和豆面制成的中国传统食品，具有低糖、低脂、高膳食纤维等特点。50 g 窝头可以提供约 140 kcal 热量，以及丰富的膳食纤维和多种维生素。

②牛奶(250 mL)。牛奶富含蛋白质、钙、维生素 D 等营养成分，对于糖尿病患者来说是一种营养丰富、易于消化的饮品。250 mL 牛奶可以提供约 110 kcal 热量。

③鸡蛋(1 个)。鸡蛋含有丰富的蛋白质、维生素 D、维生素 B_6 等。一个鸡蛋可以提供约 70 kcal 热量，以及优质蛋白质。

④凉拌豆芽(1 小碟)。豆芽含有丰富的维生素 C、膳食纤维等，有助于降血糖。1 小碟凉拌豆芽可以提供约 30 kcal 热量，同时为患者带来清爽的口感。

(2)午餐菜单设计。

①米饭(100 g)。米饭是主要的碳水化合物来源，可以提供所需的能量。100 g 米饭可以提供约 110 kcal 热量。建议选择糙米饭或杂粮饭，以增加膳食纤维的摄入。

②雪菜豆腐(1 份)。雪菜富含维生素 C 和膳食纤维，豆腐则是优质蛋白质和钙的良好来源。这道菜可以提供约 140 kcal 热量，以及丰富的营养成分。

③肉丝炒芹菜(1 份)。芹菜富含膳食纤维和多种维生素，肉丝可以提供优质蛋白质和铁元素。适量的瘦肉也可以提供一些必要的脂肪。这道菜可以提供约 180 kcal 热量。

(3)晚餐菜单设计。

①馒头(100 g)。馒头是主要的碳水化合物来源，可以提供所需的能量。100 g 馒头可以提供约 110 kcal 热量。建议选择全麦馒头，以增加膳食纤维的摄入。

②盐水大虾(1 份)。大虾富含优质蛋白质和微量元素，且脂肪含量较低。1 份盐水大虾可以提供约 80 kcal 热量，同时为患者提供丰富的营养成分。

③鸡肉炒油菜(1 份)。油菜富含维生素 C 和膳食纤维，鸡胸肉可提供优质蛋白质和必需的脂肪。这道菜可以提供约 150 kcal 热量，以及多种营养成分。

3. 菜单设计应注意的事项

(1)保持碳水化合物摄入。建议选择低 GI 的碳水化合物食物，如糙米、全麦面包等，以减缓血糖上升的速度。

（2）控制脂肪摄入。建议选择低脂、高不饱和脂肪的食物，如鱼类、坚果等。

（3）适量蛋白质摄入。建议选择优质蛋白质来源，如瘦肉、蛋类、豆类等。

（4）多吃蔬菜和水果。建议选择多种多样的蔬菜和水果，特别是深色蔬菜和水果。

糖尿病人群标准菜谱见表 3-2～表 3-7。

表 3-2 西红柿滑肉汤

材料	西红柿 2 个；瘦猪肉 150 g；鸡蛋清 1 个；淀粉适量；调料适量
做法	1. 将西红柿切丁，瘦猪肉切丝，加入淀粉和鸡蛋清搅拌均匀； 2. 锅中加水烧开，放入瘦猪肉丝焯水后捞出； 3. 将西红柿丁、肉丝放入锅中煮开，加入调料即可
营养价值	西红柿含有丰富的维生素 C 和番茄红素，有助于降低血糖和预防糖尿病的并发症。瘦猪肉含有优质蛋白质和多种营养成分，有助于补充身体所需要的营养

表 3-3 冬瓜玉米汤

材料	冬瓜 500 g；鲜玉米粒 200 g；胡萝卜 1 根；盐适量；鸡精适量
做法	1. 将冬瓜洗净切块，玉米粒洗净，胡萝卜切丁； 2. 锅中加水烧开，放入冬瓜、玉米粒、胡萝卜丁煮 15 min，加入盐、鸡精即可
营养价值	冬瓜和玉米都含有丰富的膳食纤维和多种营养成分，有助于降低血糖和改善糖尿病的症状。胡萝卜含有丰富的维生素 A 和胡萝卜素，有助于保护视力

表 3-4 黄豆芽炒韭菜

材料	黄豆芽 250 g；韭菜 100 g；植物油适量；盐适量；味精适量
做法	1. 将黄豆芽、韭菜洗净，韭菜切段； 2. 锅中加油烧热，倒入黄豆芽、韭菜煸炒至熟透，加入盐、味精即可
营养价值	黄豆芽含有丰富的蛋白质、维生素和矿物质，有助于补充身体所需要的营养。韭菜含有丰富的膳食纤维和多种营养成分，有助于降低血糖和改善糖尿病的症状

表 3-5 红烧海蛏子

材料	海蛏子 300 g；姜片、葱段、蒜末各适量；酱油、绍兴酒、白糖、花生油各适量
做法	1. 将海蛏子洗净，去壳取肉，锅中加水烧开，放入姜片、葱段、蒜末煮 5 min； 2. 加入酱油、绍兴酒、白糖、花生油，放入海蛏子肉煮熟即可
营养价值	海蛏子含有丰富的蛋白质和微量元素，有助于补充身体所需要的营养。此菜含有较少的糖分和脂肪，适合糖尿病患者食用

项目三

表 3-6　凉拌黄瓜西兰花

材料	黄瓜1根；西兰花150 g；蒜末、醋、盐、鸡精各适量
做法	1. 将黄瓜洗净切片，西兰花洗净切成小朵； 2. 将西兰花放入开水中焯熟，捞出沥干水分； 3. 将黄瓜片、西兰花放入碗中，加入蒜末、醋、盐、鸡精拌匀即可
营养价值	黄瓜和西兰花都含有丰富的维生素与膳食纤维，有助于改善糖尿病的症状和保护心血管健康

表 3-7　胡萝卜虾皮紫菜汤

材料	紫菜适量；胡萝卜1根；虾皮、盐、鸡精各适量
做法	1. 将紫菜泡软，胡萝卜切丝，虾皮洗净； 2. 将锅中加水烧开，放入紫菜、胡萝卜丝、虾皮煮开，加入盐、鸡精即可
营养价值	胡萝卜虾皮紫菜汤具有调整代谢及促进骨骼合成等功效。其含有丰富的碘元素，适当食用可以补充碘元素，能够发挥调整人体代谢的功效；还富含钙元素，适当食用可以补充钙元素，可以促进骨骼合成。胡萝卜虾皮紫菜汤能够提高味蕾敏感性，建议食欲不振患者食用

▌工作流程与活动

工作活动1：了解糖尿病患者的饮食原则。

工作活动2：了解糖尿病患者适宜食用的食物和禁忌食物。

工作活动3：根据糖尿病患者的身体情况和医生建议，制订合适的午餐计划。

工作活动 1：任务确立

一、活动思考

思考1：了解该配餐对象的基础信息(性别、年龄、身高、体重等)、血糖水平、血糖控制效果，以及是否需要服用降糖药。

思考2：科普 GI 值与 GL 值的区别，让配餐对象更好地选择食物。

二、思想提升

糖尿病并非只有肥胖才会患病。了解1型糖尿病和2型糖尿病的区别，吃降糖药与注射胰岛素各适用于什么情况？

三、工作任务确立

1. 了解配餐对象的基本情况

个人基础信息调查表

姓名		性别		年龄		
民族		身高		体重		照片
从事工作		腰围		臀围		
有无肥胖、高血压、糖尿病病史						
□有　□无		□1 年以内　□5 年以内　□10 年以内　□长期				
有无过敏史						
□有　□无	过敏食物有：					
是否挑食	□是　□否					
饮食作息是否正常	□是　□否					
喜欢的烹饪方式	□蒸　□煮　□煎　□炸　□烤　□焗					
其他饮食要求						

2. 查找食物成分表及中国居民 DRIs

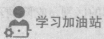

学习加油站

　　请扫描二维码，快速查阅食物成分表及中国居民 DRIs。

食物成分表及
中国居民 DRIs

项目三

工作活动 2：能量计算及食谱设计

一、任务思考

思考 1：根据该配餐对象的身高、体重及其体力活动，思考其膳食能量供给量。

_____

_____

_____

思考 2：根据配餐对象每餐所需要的能量，思考其碳水化合物、蛋白质、脂肪的需求量，应如何合理分配三餐能量？

_____

_____

思考 3：一餐中主食、副食的种类及用量应如何确定？

_____

_____

_____

二、活动实施

活动步骤	活动要求	工作安排	过程记录
步骤 1	在营养配餐大赛中，一般要求设计一日带量食谱，参赛选手需要在 60 min 内现场独立完成计算。小组成员可以分角色扮演配餐对象，给出自己模拟的配餐对象条件	根据配餐对象的身高、体重及其体力活动，计算一日膳食能量供给量。根据三大产能营养素的功能比，确定三大营养素的需求量	记录实践过程，整理后保存留档
步骤 2	查找食物成分表及中国居民 DRIs	根据任务要求，确定早餐能量及营养素的合理分配	记录计算过程
步骤 3	观看虚拟仿真软件设计一餐食谱，扫码学习	查找食物成分表，确定一餐中主食、副食的种类及用量。确定蔬菜、水果及油脂的种类及用量，尝试学习使用虚拟仿真软件，计算主食、副食的数量及种类	记录计算过程

活动步骤	活动要求	工作安排	过程记录
步骤4	根据配餐对象营养需求及其要求，设计一餐食谱，并请小组代表阐述设计过程和亮点。将食谱设计完成后保存留档	使用虚拟仿真软件，为配餐对象设计一餐食谱	整理后保存留档
步骤5	根据配餐对象的饮食习惯、口味等，为其烹制一道营养餐，小组分工合作烹制菜肴	根据食谱烹制菜肴	拍照后保存留档

工作活动3：评价与总结

一、评价

指标一	指标二	评价内容	权重分	自评	互评	教师	行业专家	服务对象
工作能力	小组协调能力	能够为小组采集信息，提出建议，阐明观点	10					
	实践操作能力	能够正确操作虚拟仿真软件；食谱设计合理、科学，能够制作相关菜肴	10					
	表达能力	能够正确地传达工作内容及小组的特色	10					
	创新性	食谱设计科学、新颖、别出新意	10					
作品得分	职业岗位能力	解决服务对象面临的实际问题，设计出科学、实用性较强的食谱	30					
		菜肴制作可口、令人有食欲，服务对象满意	30					

二、总结

与客户沟通、服务能力		

项目三

能量计算、食谱设计及汇报能力		
菜肴制作能力		
改进措施		

知识要点测试(营养配餐员考核试题)

1. 糖尿病患者的每天胆固醇摄入量是(　　)mg/d。

A. <300　　　　　B. <350　　　　　C. <400　　　　　D. <450

E. <500

2. 妊娠的糖尿病妇女分娩后,血糖正常者应在产后(　　)周进行75 g OGTT,重新评估糖代谢情况,并进行终身随访。

A. 3　　　　　B. 4　　　　　C. 5　　　　　D. 6

E. 7

3. 以一周为时间周期,合理安排有氧运动,其中至少应该包含(　　)当量的中等强度有氧运动。

A. 26~34　　　　B. 11~16　　　　C. 16~24　　　　D. 24~30

E. 34~40

4. 合理的糖尿病饮食,碳水化合物应占总热量的百分比为(　　)。

A. 25%~30%　　　　　　　　B. 35%~40%

C. 45%~50%　　　　　　　　D. 55%~60%

5. 合理的糖尿病饮食,脂肪应占总热量的百分比为(　　)。

A. 5%~10%　　　　　　　　B. 15%~20%

C. 20%~25%　　　　　　　　D. 35%~40%

6. 下列属于糖尿病大血管并发症的是(　　)。

A. 冠心病　　　　　　　　　B. 眼底病变

C. 糖尿病肾病　　　　　　　D. 神经病变

任务三　高脂血症人群营养配餐设计与制作

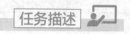 **学习目标**

知识目标：了解高脂血症人群一日所需的营养需求，掌握高脂血症人群营养餐设计的原理及步骤。

能力目标：学会运用计算法设计高脂血症人群所需营养配餐，并能够制作相关菜品。

素质目标：增强学生良好的食品卫生安全意识，培养学生吃苦耐劳的职业素养。

任务描述

本任务依据营养配餐"1+X"职业技能等级证书要求、营养配餐职业技能竞赛要求等，培养具有三级公共营养师职业岗位能力的高技术、技能型人才；主要培养学生准确计算高脂血症人群每餐、每日能量需要，要求学生能够熟练进行高脂血症人群主食、副食数量计算，以及一餐、一日主副食的定量计算及营养配餐设计，并进行高脂血症人群膳食制作。

任务分析

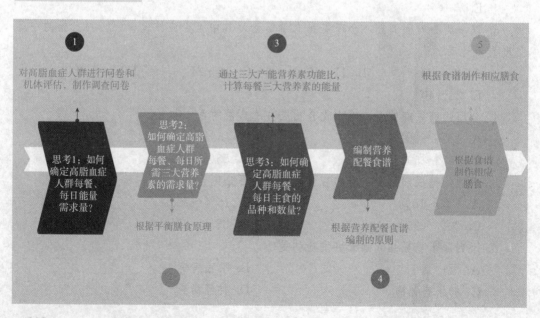

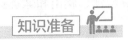

一、高脂血症的概念

高脂血症是指由于脂肪代谢异常，人体血清中一种或多种脂质的水平超过了正常范围，包括总胆固醇、低密度脂蛋白胆固醇和甘油三酯过高，实际上，也包括低高密度脂蛋白胆固醇血症在体内的各种血脂异常。近 30 年来，我国高脂血症患病率明显增加，它也是高血压、糖尿病、冠心病、脑卒中的重要危险因素，长期患高脂血症可导致动脉粥样硬化，增加心血管疾病的发病率和死亡率。

高脂血症的危险因素多与不合理膳食有关，如摄入过量的饱和脂肪酸或反式脂肪酸等。健康生活方式干预是全球公认的高脂血症防治策略。膳食营养通过调节血脂、血压或血糖水平等危险因素，影响动脉粥样硬化的发生，从而在预防高脂血症引起的心血管疾病中发挥重要的作用。

二、成人高脂血症食养原则和建议

成人高脂血症食养原则和建议如图 3-1 所示。

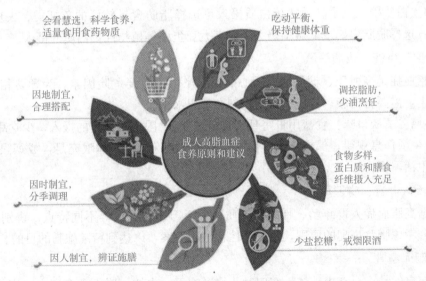

会看慧选，科学食养，适量食用食药物质

吃动平衡，保持健康体重

因地制宜，合理搭配

调控脂肪，少油烹饪

成人高脂血症食养原则和建议

食物多样，蛋白质和膳食纤维摄入充足

因时制宜，分季调理

因人制宜，辨证施膳

少盐控糖，戒烟限酒

图 3-1　成人高脂血症食养原则

1. 吃动平衡，保持健康体重

（1）改善膳食结构、控制能量摄入、维持健康体重、减少体脂含量，有利于血脂控制。尤其对于超重和肥胖人群，每天可减少 300～500 kcal 的能量摄入；通过控制能量摄入来减轻体重。

（2）除部分不宜进行运动人群外，高脂血症人群应每周 5～7 次体育锻炼或身体活动，每次 30 min 中等及以上强度身体运动。可选择健走、跑步、游泳、爬山和球类运动等运动方式，每天锻炼至少消耗 200 kcal 能量。

2. 调控脂肪，少油烹饪

(1)限制总脂肪、饱和脂肪、胆固醇和反式脂肪酸的摄入。

(2)脂肪摄入量以占总能量的 20％～25％为宜，高甘油三酯血症者更应尽可能减少每日脂肪摄入总量。每日烹调油应不超过 25 g。

(3)饱和脂肪摄入量应少于总能量的 10％。高胆固醇血症者应降低饱和脂肪摄入量，使其低于总能量的 7％。

(4)胆固醇摄入量应少于每日 300 mg，而高胆固醇血症者的每日胆固醇摄入量应少于 200 mg。

(5)反式脂肪酸摄入量应低于总能量的 1％，即每天不宜超过 2 g。

(6)适当增加不饱和脂肪酸的摄入，可适当多吃富含 n-3 系列多不饱和脂肪酸的食物。

3. 食物多样，蛋白质和膳食纤维摄入充足

(1)在主食中应适当控制精白米面摄入，适量多吃膳食纤维丰富的食物，如全谷物、杂豆类、蔬菜等。推荐每日膳食中包含 25～40 g 的膳食纤维(其中，7～13 g 为水溶性膳食纤维)。

(2)蛋白质摄入充足。动物蛋白质摄入可选择脂肪含量较低的鱼虾类、去皮禽肉、瘦肉等；选择脱脂牛奶或低脂牛奶等，提高大豆蛋白等植物性蛋白质的摄入。

4. 少盐控糖，戒烟限酒

高脂血症是高血压、糖尿病、冠心病、脑卒中的重要危险因素，为预防相关并发症的发生，需要将血脂、血压、血糖控制在理想水平。

(1)培养清淡口味。食盐用量每日不宜超过 5 g，限制添加糖的摄入，少吃甜食。

(2)生活作息规律，保持乐观、愉快的情绪，劳逸结合，睡眠充足，戒烟限酒，培养健康生活习惯。

5. 因人制宜，辨证施膳

根据高脂血症人群年龄、性别、体质、生活习惯、职业等不同特点，辨别不同证型，综合考虑膳食搭配的原则，给予个性化食养方案，以达到精准施膳的目的。

6. 因时制宜，分季调理

人与自然是一个有机整体，在四时节律影响下，人体血脂水平会存在一定的波动，针对不同季节的特点，高脂血症人群食养也有不同要求，如图 3-2 所示。

7. 因地制宜，合理搭配

受不同地区气候与环境的影响，居民膳食习惯存在差异，高脂血症人群的中医体质也有所不同，根据地域调整膳食与食养，对调节血脂具有重要的作用，如图 3-3 所示。

8. 会看慧选，科学食养，适量食用食药物质

(1)通过查看营养标签选择脂肪含量低的食品，并科学合理地选择。

春季 食用具有疏肝理气、养肝清肝作用的食药物质，如佛手、生麦芽等

 夏季 食用健脾化湿作用的食药物质，如橘皮、薏苡仁等

 秋季 食用具有滋阴作用的食药物质，如桑葚、黑芝麻等

 冬季 食用具有滋阴补肾作用的食药物质，如枸杞子、黄精等

图 3-2　因时制宜，分季调理

北方地区
多食新鲜蔬果、鱼虾类、奶类、豆类，适当食用具有祛湿化痰的食药物质

南方地区（亚热带季风气候）
控制油、盐摄入量，增加粗粮摄入，食用具有祛湿化痰、益气健脾作用的食药物质

西北地区（温带大陆性气候）
在蛋白质摄入充足的条件下，减少牛羊肉的食用（可由去皮禽肉、鱼虾等代替），多食蔬菜和水果，食用具有滋养肝肾作用的食药物质

青藏地区（高原山地气候）
多食用去皮禽肉、鱼虾等动物蛋白，并补充大豆蛋白等优质植物蛋白，增加蔬菜、水果的摄入

图 3-3　因地制宜，合理搭配

（2）适当多吃富含植物甾醇、多糖等植物化学物的食物，每日可摄入 2 g 左右植物甾醇。

（3）高脂血症人群适量食用食药物质，可以起到辅助降低血脂的作用，食药物质及新食品原料食用量应符合相关要求。

项目三

☀ 营养视界窗——珍惜食物

合理膳食

1. 珍惜粮食，弘扬传统美德。尊重盘中餐，粒粒皆辛苦。人人都应爱惜粮食，充分利用食物，按需选购，加工、储藏食物得当，减少产生食物"垃圾"。

2. 健康导向，促进合理膳食。按照不同年龄、身体活动和身体状况，来确定三餐食物搭配和比例，不暴饮暴食，享受食物美好。倡导合理膳食和健康生活方式，预防膳食相关慢性病，打好全家健康基础。

3. 供餐有度，落实"光盘"行动。餐饮单位应自觉履行社会责任，主动引导消费者合理、适量点餐，推行小份菜、半份菜、套餐。选菜应食物多样、荤素搭配，按需选取，推动落实"光盘"行动。

4. 推进食育，培育节约习惯。加强对学生"浪费可耻、节约光荣"的引导和教育，培养学生从小养成不偏食、不挑食的习惯和勤俭节约的良好美德。一粥一饭，当思来之不易。

5. 杜绝浪费，营造健康风尚。不铺张浪费，不过度酒宴奢华，提倡公筷和分餐制，简餐、份餐，拒绝野味。烹饪不忘少盐、少油、少糖，培养清淡口味。传承和发扬优良饮食文化，兴起节约、卫生、合理的饮食"新食尚"。

6. 各尽其责，形成共治格局。全社会积极行动起来，长期坚持，久久为功。大家共同投身杜绝浪费行动，共建节约、健康中国。

工作任务实施

工作情景描述

某公司一名男性白领，年龄 45 岁，身高 176 cm，体重 82 kg，体检时发现血甘油三酯水平偏高，请你为他设计一餐带量晚餐，并制作出菜肴。

学习目标

1. 知识目标

(1)了解人体能量需求量与食物成分表；

(2)熟悉人体能量需求量的计算方法。

2. 能力目标

(1)能准确进行营养素及能量的计算；

(2)能熟练进行主食、副食数量计算，一餐、一日食谱的定量计算及设计。

3. 素质目标

(1)培养学生以人为本、因人而异、对具体问题进行具体分析的精神；

(2)培养学生对每餐膳食计算的定量科学精神；

(3)培养学生善沟通、能协作、高标准、精益求精的专业素质。

工作流程与活动

工作活动1：任务确立(高脂血症人群的需求及要求)。

工作活动2：确定高脂血症人群的膳食目标。

工作活动3：确定三大供能性营养素膳食目标。

工作活动1：任务确立

一、活动思考

思考1：查询并记录该配餐对象的基础信息(性别、年龄、身高、体重等)，以及是否存在基础病等。

_____

_____

_____

思考2：根据已知条件，分析食物成分表及中国居民 DRIs。

_____

二、思想提升

随着人民生活水平的提高，肥胖及其并发症的发病率逐年上升，在物质和精神水平逐渐富足的生活条件下，结合实际工作，你如何理解"生于忧患，死于安乐"？

三、工作任务确立

1. 了解配餐对象的基本情况

个人基础信息调查表

姓名		性别		年龄		
民族		身高		体重		照片
从事工作		腰围		臀围		
有无肥胖、高血压、糖尿病病史						
□有　□无		□1年以内　□5年以内　□10年以内　□长期				
有无过敏史						
□有　□无		过敏食物有：				
是否挑食		□是　□否				
饮食作息是否正常		□是　□否				
喜欢的烹饪方式		□蒸　□煮　□煎　□炸　□烤　□焗				
其他饮食要求						

2. 查找食物成分表及中国居民 DRIs

学习加油站

请扫描二维码，快速查阅食物成分表及中国居民 DRIs。

食物成分表及
中国居民 DRIs

工作活动 2：能量计算及食谱设计

一、任务思考

思考 1：根据群体配餐对象的身高、体重及其体力活动，思考如何计算群体膳食能量供给量？

_____

_____

_____

思考 2：根据群体配餐对象每餐所需要的能量，思考其碳水化合物、蛋白质、脂肪需求量，以及应如何合理分配三餐能量。

_____

_____

_____

思考 3：每餐主食、副食的种类及用量应如何确定？

_____

_____

_____

思考 4：考虑团体餐能量、营养素摄入目标如何确定？

_____

_____

_____

_____

二、活动实施

活动步骤	活动要求	工作安排	过程记录
步骤1	在营养配餐大赛中，一般要求设计群体一日带量食谱，参赛选手需要在60 min内现场独立完成计算。小组成员可以分角色扮演配餐对象，给出自己模拟的配餐对象条件	根据单个配餐对象的身高、体重及其体力活动，计算出群体一日膳食能量供给量。根据三大产能营养素的功能比，确定三大营养素的需求量	记录实践过程，整理后保存留档
步骤2	一般在进行计算时，相关参数数据参照以下教材：《营养配餐员》(基础知识)，中国就业培训技术指导中心、人力资源和社会保障部职业技能鉴定中心，中国人力资源和社会保障出版集团，2021；《健康中国行动(2021—2030)》，健康中国行动推进委员会，2021；《中国居民膳食指南》，中国营养学会，人民卫生出版社，2022	根据任务要求，确定餐次比，计算每餐营养素参考摄入量	记录计算过程
步骤3	尝试运用虚拟仿真软件为配餐对象设计食谱(扫码学习) 虚拟仿真软件膳食营养配餐计算法	使用虚拟仿真软件确定配餐对象的主食、副食种类、数量	记录计算过程
步骤4	根据配餐对象营养需求及其要求，设计一餐食谱，并请小组代表阐述设计过程和亮点。将食谱设计完成后保存留档	确定该高脂血症人群一餐食谱	整理后保存留档
步骤5	根据配餐对象的饮食习惯、口味等，为其烹制一道营养餐，小组分工合作烹制菜肴	根据食谱烹制菜肴	拍照后保存留档

项目三

工作活动 3：评价与总结

一、评价

指标一	指标二	评价内容	权重分	自评	互评	教师	行业专家	服务对象
工作能力	小组协调能力	能够为小组采集信息，提出建议，阐明观点	10					
	实践操作能力	食谱设计合理、科学，能够制作相关菜肴	10					
	表达能力	能够正确地传达工作内容及小组的特色	10					
	创新性	食谱设计科学、新颖、别出新意	10					
作品得分	职业岗位能力	解决服务对象面临的实际问题，设计出科学、实用性较强的食谱	30					
		菜肴制作可口、令人有食欲，服务对象满意	30					

二、总结

与客户沟通、服务能力		
能量计算、食谱设计及汇报能力		
菜肴制作能力		

续表

改进措施		

知识要点测试(营养配餐员考核试题)

1. 对预防和控制高脂血症,下列说法错误的是(　　　)。

　A. 合理饮食　　　　　　　　　B. 戒烟限酒

　C. 只能依靠药物　　　　　　　D. 限制动物内脏的摄入

　E. 只控制饮食就不需要药物

2. UKPDS 研究还显示,(　　)在肥胖和超重人群中的使用与大血管病变和死亡发生的风险显著下降相关。

　A. 美比达　　　　　　　　　　B. 二甲双胍

　C. 胰岛素　　　　　　　　　　D. 盐酸吡格列酮

　E. 瑞格列奈

3. 在没有明显糖尿病血管并发症但具有心血管疾病危险因素的 2 型糖尿病患者中采取(　　　)可以预防心血管疾病和糖尿病微血管病变的发生。

　A. 降血糖　　　　B. 降血压　　　　C. 降血脂　　　　D. 阿司匹林

　E. 运动

4. 在糖尿病肾病的患者中采用降压措施特别是使用(　　　)药物可以显著减少糖尿病肾病进展的风险。

　A. 血管紧张素转换酶抑制剂　　　B. 钙离子拮抗剂

　C. 血管紧张素受体Ⅱ拮抗剂　　　D. 利尿剂

　E. β受体阻滞剂

 拓 展 实 践

利用服务社区志愿者活动或跟岗学徒,在企业导师的指导下为以下人员设计相关的营养食谱。

某工作室长期久坐办公,午餐就餐人数较多,且就餐人员 70% 以上都超重,请你利用所学知识为该食堂设计一份一日食谱。

请将实施过程记录在企业实训记录表中。

企业实训记录

日期		第　　周			年　　月　　日	
姓名			班级		课时	
任务名称						
实训目标						
实训步骤						
实训难点						
实训心得与改进						
记录图片						

项目三

项目四　术后、产后人群营养配餐设计与制作

项目引入

术后和产后的营养需求是不同的。对于术后患者，应根据手术类型和个体情况来制订营养方案，以满足身体恢复和修复的需要。一般来说，术后患者的营养需求应该包括高蛋白、高维生素、高纤维、低脂肪、低糖等方面。产后的营养需求也很重要。分娩后一两天，产妇胃肠功能较差，应以流质饮食为主，如米汤、面汤、蛋花汤等。随着时间的推移，可逐渐增加半流质和软食。

项目名称	术后、产后人群营养配餐设计与制作
项目目的	掌握术后、产后人群营养配餐设计与制作
项目描述	学生能够熟练地掌握术后、产后人群营养配餐所要达到的标准，并能够设计编制术后、产后营养餐
知识目标	掌握术后、产后人群营养配餐设计与制作
能力目标	能够掌握术后、产后流食、软食等易消化吸收的菜肴的制作
素质目标	培养学生独立自主、不断探索的科学精神，培养学生积极了解食品营养的知识，让学生在营养配餐上更进一步
验收要求	能够了解术后、产后知识，能够熟练配制出相应的营养餐

思维导图

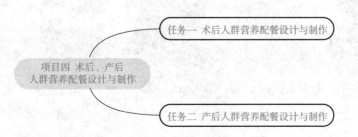

任务一　术后人群营养配餐设计与制作

项目四　术后、产后人群营养配餐设计与制作

任务二　产后人群营养配餐设计与制作

"1＋X"职业技能等级证书要求

类型	营养配餐员	公共营养师
工作领域	健康管理机构、托幼养老中心、中高端餐饮企业等	健康管理机构、托幼养老中心、中高端餐饮企业等
工作任务	营养配餐、营养调查、配餐制作等	营养配餐、营养调查、配餐制作等
技能要求	掌握营养配餐方法，制作基本营养餐	掌握营养配餐方法，制作基本营养餐

任务一　术后人群营养配餐设计与制作

学习目标

知识目标：了解术后人群一日的营养需求，掌握术后人群营养配餐设计的原理及步骤。

能力目标：学会运用计算法设计术后人群所需营养配餐，并能够制作相关菜品。

素质目标：培养学生具有胸怀天下、造福他人的社会责任感。

任务描述

术后人群的营养配餐制作，需要考虑到他们的身体状况和恢复需求。了解患者的手术类型、术后恢复阶段、身体状况、饮食限制，以及任何特殊的营养需求。这将有助于确定适合他们的营养素和食物。

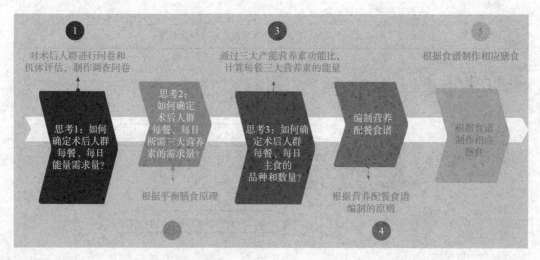

任务分析

项目四

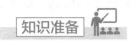

　　术后恢复是患者康复过程中的关键阶段。良好的术后恢复不仅需要医生的精心治疗和护理，还需要患者自身的营养支持和调节。营养餐的设计与制作在术后恢复中发挥着重要的作用，它不仅能够满足患者的营养需求，还能够促进患者身体的康复，进而缩短住院时间。因此，了解术后人群的饮食需求和注意事项，掌握营养餐的基本组成和设计原则以及制作方法和技巧，对于提高术后恢复质量具有重要的意义。本任务对术后人群进行科学、营养的配餐设计及制作。

　　术后人群指的是经过手术后的患者群体。在手术后，患者需要经历身体的恢复和器官功能的调整阶段，因此需要特别的护理和营养支持。术后人群的营养餐设计与制作就是为了满足这一人群的营养需求，促进身体的康复和提高术后恢复质量。根据术后人群的身体状况和营养需求，可以设计出适合不同患者的食谱，并采用适当的烹饪方式来制作。术后人群的营养知识和健康理念也非常重要，只有了解科学的饮食原则和生活方式，才能更好地促进身体的恢复。

一、术后人群的生理特点

　　术后人群的生理具有以下特点：

　　(1)消化系统：手术后，消化系统可能会受到一定影响，导致食欲减退、恶心、呕吐等症状。

　　(2)循环系统：术后可能会出现循环系统紊乱的情况，如血压升高、心输出量减少、心率加快等反应。

　　(3)免疫系统：手术可能会影响患者的免疫系统，导致免疫力下降，容易感染。

　　(4)内分泌系统：手术可能会影响患者的激素水平，导致内分泌失调。

　　(5)神经系统：术后患者可能会出现头痛、头晕、恶心、呕吐等神经系统症状。

　　(6)运动系统：术后早期，患者的肌肉可能会出现萎缩和无力等情况，运动受限。

　　(7)代谢系统：术后患者的代谢可能会出现紊乱，如脂肪代谢、蛋白质代谢等。

　　(8)呼吸系统：术后患者的呼吸道可能会受到刺激，导致呼吸道分泌物增多、咳嗽等症状。

二、术后人群的营养膳食设计与制作的原则

　　(1)均衡搭配：确保各种营养成分的合理搭配，如蛋白质、碳水化合物、脂肪、维生素和矿物质等。

　　(2)清淡易消化：术后初期，消化系统较为脆弱，饮食应尽量清淡、易消化，避免过度油腻和刺激性食物。

（3）合理摄入高营养食物：增加摄入富含蛋白质、维生素和矿物质的食物，如鱼、肉、蛋、奶、豆类、新鲜蔬菜和水果等。

（4）注意膳食纤维的摄入：适当摄入膳食纤维有助于预防便秘和肠道问题。

（5）少食多餐：术后人群的消化系统尚未完全恢复，宜采用少食多餐的饮食方式，避免一次性过度进食。

三、术后人群膳食指南

术后人群的膳食指南可能因手术类型、患者的健康状况和个体差异而有所不同。在制订术后膳食计划时，最好咨询医生或营养师的意见，以获得针对个体情况的准确建议。他们可以根据患者的特定需求和康复阶段，提供更具体的指导。

工作任务实施

▌工作情景描述

某医院一位术后中等体力女性患者，身高 160 cm，体重 60 kg，需要适当控制饮食以促进康复。中午以 200 g 煮瘦猪肉、150 g 炒青菜和 100 g 糙米为午餐。请你判断该午餐是否满足其碳水化合物的需求。如果她想减肥，你觉得她的午餐符合要求吗？请你为她设计一份能够满足能量需求的午餐。

▌学习目标

1. 知识目标

（1）了解术后患者营养需求的特点及饮食控制原则；

（2）熟悉主食、蛋白质来源和蔬菜的营养价值。

2. 能力目标

（1）能准确计算碳水化合物、蛋白质和脂肪的摄入量；

（2）能根据患者需求制订合理的减肥饮食方案。

3. 素质目标

（1）培养学生以人为本、因人而异、对具体问题进行具体分析的精神；

（2）培养学生对每餐膳食计算的定量科学精神；

（3）培养学生善沟通、能协作、高标准、精益求精的专业素质。

一、术后人群营养食谱编制步骤

（1）确定术后人群膳食能量和宏量营养素膳食目标。

（2）根据餐次比计算每餐营养素参考摄入量。

（3）根据碳水化合物的需求量，确定谷类主食的需求量。

(4)根据蛋白质的需求量，确定肉蛋类副食的需求量(包括豆类)。

(5)确定蔬菜、水果的需求量。

(6)确定油和食盐的用量。

(7)设计出一日食谱及用料。

(8)食谱营养的分析计算，制作营养餐。

二、注意事项

1. 食物选择

(1)术后初期，应以流质或半流质饮食为主，逐渐过渡到正常饮食。这样有助于减轻消化负担，缓解疼痛，促进伤口愈合。

(2)避免进食过冷、过热、辛辣刺激性食物，如辣椒、生姜、大蒜等。这些食物可能会刺激肠胃，影响消化功能，加重术后不适。

(3)多摄入高蛋白、高膳食纤维食物，如鱼肉、鸡肉、豆腐、蔬菜、水果等。这些食物有助于补充营养，提高机体免疫力，促进身体恢复。

(4)根据医生建议，合理控制糖分摄入。过多的糖分可能会影响伤口愈合，因此需要适当控制。

2. 饮食方式

(1)采用少量多次的进食方法，每次食量不宜过大。这有助于减轻消化负担，促进营养吸收。

(2)术后第1天，应尽量卧床休息，避免站立和活动。在卧床期间，可以采用床上进食的方式，避免因站立或活动而引起的身体不适。

(3)术后第2、3天，可以进行简单的运动，但避免剧烈运动。适当的运动有助于促进身体恢复，但过度运动可能会加重身体负担。

(4)术后第5天，逐渐恢复正常饮食。在出院前，应咨询医生，了解出院后的饮食和运动安排。

3. 营养补充

(1)术后初期，应根据医生要求进行营养补充。医生可能会根据具体情况，为患者开具合适的营养补充剂。

(2)术后第5～7天，根据具体情况决定是否需要继续补充营养。医生可以根据患者的恢复情况，给出针对性的营养建议。

4. 特殊饮食需求

(1)手术后需禁食6 h，之后可进食少量流质食物。这一措施有助于减轻胃部负担，促进身体恢复。

(2)对于昏迷、失去知觉的患者，需要通过鼻饲或静脉营养支持的方式进行饮食。这种方式能够保证患者得到足够的营养供应，有助于身体恢复。

(3)对于长期住院、需要进行特殊饮食的患者，需要提前与医生沟通，了解所需食物的种类和数量等详细信息。医生会根据患者具体情况，制订合理的饮食计划。

三、术后人群一日营养膳食设计案例

案例：某 45 岁男子，身高 172 cm，体重 75 kg，因严重胆结石症行胆囊切除术，目前为术后第 10 天，请你为其制定一日食谱。

(1)确定营养目标。

计算其 BMI 为 25.35，大于 24，属于超重。

标准体重＝172－105＝67(kg)。

因其处于术后恢复期，其每日所需总热量＝67×30＝2 010(kcal)。

胆囊切除术后早期，要严格限制动物内脏、蛋黄、鱿鱼、沙丁鱼、动物脑、鱼卵、蟹黄等胆固醇含量高的食物摄入，应尽量少用或不用动物油，适量使用植物油，以清蒸、炖煮、凉拌为主，少吃炒菜，减少油的应用。因此，在正常膳食的基础上，适当增加碳水化合物和蛋白质的功能比，减少脂肪的功能比。

脂肪的需求量为 2 010×10%÷9＝22.3(g)；

蛋白质的需求量为 2 010×20%÷4＝100.5(g)；

碳水化合物的需求量为 2 010×70%÷4＝351.75(g)。

(2)根据餐次比计算每餐宏量营养素摄入目标。术后患者餐次比计算：早餐加早点，占总能量的 30%；午餐加午点，占总能量的 40%；晚餐加晚点，占总能量的 30%。

①早餐加早点或晚餐加晚点。

能量＝2 010×30%＝603(kcal)；

蛋白质参考摄入量＝100.5×30%＝30.15(g)；

脂肪参考摄入量＝22.3×30%＝6.7(g)；

碳水化合物参考摄入量 351.75×30%＝105.5(g)。

②午餐加午点。

能量＝2 010×40%＝804(kcal)；

蛋白质参考摄入量＝100.5×40%＝40.2(g)；

脂肪参考摄入量＝22.3×40%＝8.9(g)；

碳水化合物参考摄入量＝351.75×40%＝140.7(g)。

(3)主食、副食的品种、需求量的确定。主食、副食的品种应根据患者当前状态及询问患者个人口味或偏好综合制定，在确定主食、副食的品种后，通过查询营养成分表确定主食、副食各品种的需求量。

案例中手术后的一日食谱见表 4-1。

表4-1　案例中手术后食谱表

餐次	食物名称	原料	质量/g
早餐	白粥	大米	40
	馒头	小麦粉	50
	醋熘卷心菜	卷心菜	100
早点	脱脂牛奶	脱脂牛奶	200
午餐	青菜面条	小麦粉	150
		小青菜	120
	白灼虾	对虾	200
午点	苹果	苹果	100
晚餐	玉米猪肉水饺	玉米	100
		猪里脊肉	80
		面粉	120
晚点	西红柿	西红柿	100

四、术后人群营养配餐任务实施

1. 饮食评估

在实施术后人群营养配餐任务时，首先需要进行饮食评估，了解患者的身体状况、手术类型、术后饮食需求和摄入量等信息。通过评估，可以制订出更加符合患者需求的配餐计划。

2. 制订配餐计划

基于饮食评估结果，制订具体的配餐计划。计划应包括每日餐次、食物种类、营养成分和热量摄入量等，确保配餐计划能够满足患者的营养需求，促进术后恢复。

3. 食品选择

在选择食品时，要根据患者的身体状况和需求，选择合适的食物种类和数量。注重食物的口感、营养价值和易消化性。例如，选择高蛋白、低脂肪、易消化的食物，避免辛辣、刺激性食物。

4. 食品烹调

根据配餐计划和食品选择，进行食品烹调。在烹调过程中，要确保食物煮熟、易消化，同时，需要注意食物的色、香、味。烹调时，应根据患者的饮食偏好和特殊需求进行调整。

5. 饮食指导

在饮食配餐过程中，给予患者正确的饮食指导非常重要。告知患者每餐的食物组成、营养成分和用量及饮食注意事项；指导患者养成良好的饮食习惯，如定时定量、细嚼慢咽等。

6. 饮食摄入

确保患者能够充分摄入配餐中的食物和营养素。根据患者的实际情况，可以采取多种方法，如增加餐次、改变食物形状等，以增加患者的食欲和摄入量。

7. 饮食调整

在术后不同的时间段内，根据患者的身体状况和需求量进行饮食调整。例如，随着患者身体的恢复，可以逐渐增加食物的种类和数量，以满足不断变化的营养需求。

8. 营养补充

在术后恢复过程中，部分患者可能会出现营养不良或摄入不足的情况。在这种情况下，应及时给予患者适当的营养补充。例如，根据医生的建议，可以添加适量的蛋白质粉、维生素和矿物质等补充剂，以确保患者的营养均衡。

术后人群营养配餐任务的实施是一个综合性的过程，需要关注多个方面。通过饮食评估、制订配餐计划、食品选择、食品烹调、饮食指导、饮食摄入、饮食调整和营养补充等环节，可以为术后人群提供全面、科学的营养支持，促进其身体恢复。同时，根据个体差异和实际情况，对饮食计划进行调整和优化，以满足不同患者的特殊需求。

五、任务实施操作

1. 确定营养需求

在进行术后人群营养配餐任务时，首先需要确定患者的营养需求。这包括身体能量需求、蛋白质摄入量、脂肪摄入量，以及各种维生素和矿物质的需求。通过询问病史和检查结果，结合患者的身体状况和术后恢复需求，制订符合患者需求的营养目标。

2. 选择合适的食物种类

选择合适的食物种类是术后人群营养配餐任务的重要一步。应根据患者的口味偏好、饮食习惯和经济条件选择食物种类，同时，避免食用富含乳糖的甜食和高膳食纤维蔬菜。在选择食物时，要注重食物的营养价值和易消化性，如高蛋白、低脂肪、易消化的食物。

3. 确定食物分量

确定食物分量也是术后人群营养配餐任务中的重要一环。应根据患者的具体情况和需求，按照平衡膳食原则确定每餐的食物分量。此外，还应考虑食物的加工方式和储存方法等因素，以确保食物的口感和营养价值。

4. 确保食物营养均衡

术后人群营养配餐任务需要确保食物营养均衡。应避免摄入过多的蛋白质或糖类，而应以脂肪和蛋白质为主要摄入来源。此外，还应通过饮食搭配来确保各种营养素的摄入量均衡，如蛋白质、碳水化合物、脂肪、维生素和矿物质等。

5. 考虑消化与吸收

术后人群营养配餐任务需要考虑消化与吸收的问题，应避免选择过度加工肉类和高膳食纤维蔬菜，而应选择柔软易消化的鱼肉、鸡肉、豆腐等食物。同时，在烹调过程中，要确保食物煮熟、易于消化。

6. 关注特殊饮食需求

根据患者的特殊需求，如过敏史、宗教信仰和饮食偏好等，应进行相应的饮食调整和优化。例如，对于素食者，可以增加豆类、豆制品、鸡蛋等蛋白质来源，以确保蛋白质的摄入量充足。

7. 制订每日三餐计划

根据以上步骤，制订出每日三餐计划。计划应包括早餐、午餐和晚餐的食谱，以及食物分量、营养成分和热量摄入量等。在制订计划时，要确保食物种类丰富、营养均衡，同时，考虑患者的饮食偏好和特殊需求。

术后人群营养配餐任务的实施操作是一个综合性的过程，需要关注多个方面。通过确定营养需求、选择合适的食物种类、确定食物分量、确保食物营养均衡、考虑消化与吸收、关注特殊饮食需求，以及制订每日三餐计划等步骤，可以为术后人群提供全面、科学的营养支持，促进其身体恢复。同时，根据个体差异和实际情况，需要对饮食计划进行调整和优化，以满足不同患者的特殊需求。

课程提升：在观看菜肴制作视频时，从原料选择，到加工、装饰等，强调菜品制作中的食品安全卫生意识。

虾黄麻婆豆腐

六、任务实施记录

任务实施记录

日期	第　　　周		年　　月　　日	
姓名		班级		课时	
任务名称					
实训目标					

项目四

实训步骤	
实训难点	
实训心得 与改进	
实训评价	

七、菜单设计

针对术后人群，设计营养配餐菜单时应充分考虑以下几个因素：

（1）术后康复时间：术后康复时间会影响患者的营养需求和饮食方式。在术后早期，患者可能只能摄入流质或半流质食物，随着康复进程的推进，逐渐过渡到正常饮食。

（2）手术类型：不同类型的手术对身体的消耗和营养需求也不同。例如，大型手术后的患者需要更多的蛋白质和热量来促进伤口愈合和身体恢复。

（3）消化功能：手术后，患者的消化功能可能会受到影响，如肠胃蠕动减缓、胃酸分泌减少等。因此，营养配餐菜单设计需要考虑患者的消化功能状况，选择易消化吸收的食物。

根据上述因素，可以对术后人群的营养需求进行综合分析，并制订相应的饮食计划。

项目四

八、饮食计划

1. 一日三餐搭配

术后一日三餐的搭配应遵循均衡、多样、易消化的原则。具体如下：

(1)早餐：早餐应摄入足够的蛋白质和热量，以支持身体的早期修复和能量需求。推荐食物包括牛奶、燕麦粥、鸡蛋、全麦面包等。

(2)午餐：午餐应注重营养均衡，包括蛋白质、碳水化合物、蔬菜和水果。推荐食物包括清蒸鱼、蔬菜沙拉、糙米饭、水果拼盘等。

(3)晚餐：晚餐应摄入足够的蛋白质和膳食纤维，以促进消化和身体修复。推荐食物包括炖鸡、绿叶蔬菜、糙米饭、水果等。

2. 食品选择与搭配

在选择食品时，应优先考虑以下方面：

(1)高蛋白食物：术后患者需要摄入足够的蛋白质，以促进组织修复和身体机能恢复。高蛋白食物包括肉类、鱼类、豆类、奶制品等。

(2)富含维生素和矿物质的食物：维生素和矿物质对于身体的正常代谢和免疫功能具有重要作用。新鲜蔬菜、水果、全谷类食物都富含维生素和矿物质。

(3)易消化食物：术后患者的消化功能可能会受到影响，因此，应选择易消化食物，如蒸煮过的蔬菜和水果、粥类、汤类等。

3. 菜谱口味清淡

术后患者的饮食应尽量保持口味清淡，避免过多的盐、油和糖分。过多的盐和糖会增加身体的负担，而过多的油脂可能影响消化。推荐使用低盐、低糖、低油脂的调味品，如醋、姜、蒜、香菜等。

4. 控制盐、油、糖摄入

在营养配餐菜单中，应对盐、油、糖的摄入量进行严格控制，以符合术后患者的营养需求和康复需要。具体措施包括如下：

(1)控制盐的摄入量：避免在烹饪过程中添加过多的盐，可以选择低盐或无盐的调味品，如酱油、醋等。

(2)控制油的摄入量：选择健康的食用油，如橄榄油、茶油等，并控制烹饪过程中油的用量。

(3)控制糖的摄入量：避免食用高糖食品，如糖果、甜饮料等。在烹饪过程中，也应尽量减少甜度。

5. 保证足够膳食纤维摄入

膳食纤维有助于促进肠道蠕动，缓解便秘等症状。在术后营养配餐菜单中，应适当增加富含膳食纤维的食物，如全麦面包、糙米、豆类、水果等。

6. 特殊饮食需求

术后患者的特殊饮食需求应得到充分关注，例如：

（1）禁食或少食：对于术后不能进食或只能少量进食的患者，应提供肠内或肠外营养支持，以满足其营养需求。

（2）素食或乳糖不耐受：对于素食者或乳糖不耐受的患者，应提供相应的食品选择和搭配，以确保其获得足够的营养。

（3）夜宵需求：部分患者可能在夜间有进食需求，应在营养配餐菜单中考虑提供清淡的夜宵选项，如麦片粥、酸奶等。

任务练习

胃肠道手术后在饮食中需要注意什么？

▌工作流程与活动

工作活动1：了解术后患者的饮食需求特点。

工作活动2：查找煮瘦猪肉、炒青菜和糙米的营养成分。

工作活动3：根据患者能量需求计算碳水化合物的摄入量。

工作活动1：任务确立

一、活动思考

思考1：了解该配餐对象的基础信息（性别、年龄、身高、体重等）、血糖水平，以及具体进行了哪项手术。

_____

_____

思考2：分析该配餐对象对热量及优质蛋白质的需求。

_____

_____

二、思想提升

对具体情况进行具体分析，不同疾病有不同的饮食标准，不能盲目节制或进补。

_____

_____

_____

项目四

三、工作任务确立

1. 了解配餐对象的基本情况

个人基础信息调查表

姓名		性别		年龄		照片
民族		身高		体重		
从事工作		腰围		臀围		
有无肥胖、高血压、糖尿病病史						
□有　□无		□1 年以内　□5 年以内　□10 年以内　□长期				
有无过敏史						
□有　□无	过敏食物有：					
是否挑食	□是　□否					
饮食作息是否正常	□是　□否					
喜欢的烹饪方式	□蒸　□煮　□煎　□炸　□烤　□焗					
其他饮食要求						

2. 查找食物成分表及中国居民 DRIs

学习加油站

请扫描二维码，快速查阅食物成分表及中国居民 DRIs。

食物成分表及
中国居民 DRIs

工作活动2：能量计算及食谱设计

一、任务思考

思考1：根据该配餐对象的身高、体重及其体力活动，思考其膳食能量供给量。

_____

_____

思考2：根据配餐对象每餐所需要的能量，思考其碳水化合物、蛋白质、脂肪的需求量，应如何合理分配三餐能量？

_____

_____

思考3：一餐主食、副食的种类及用量应如何确定？

_____

_____

_____

二、活动实施

活动步骤	活动要求	工作安排	过程记录
步骤1	在营养配餐大赛中，一般要求设计一日带量食谱，参赛选手需要在 60 min 内现场独立完成计算。小组成员可以分角色扮演配餐对象，给出自己模拟的配餐对象条件	根据配餐对象的身高、体重及其体力活动，计算一日膳食能量供给量。根据三大产能营养素的功能比，确定三大营养素的需求量	记录实践过程，整理后保存留档
步骤2	查找食物成分表及中国居民 DRIs	根据任务要求，确定早餐能量及营养素的合理分配	记录计算过程
步骤3	观看虚拟仿真软件设计一餐食谱，扫码学习	查找食物成分表，确定一餐主食、副食的种类及用量。确定蔬菜、水果与油脂的种类及用量，尝试学习使用虚拟仿真软件，计算主食、副食的数量及种类	记录计算过程
步骤4	根据配餐对象营养需求及其要求，设计一餐食谱，并请小组代表阐述设计过程和亮点。将食谱设计完成后保存留档	使用虚拟仿真软件，为配餐对象设计一餐食谱	整理后保存留档
步骤5	根据配餐对象的饮食习惯、口味等，为其烹制一道营养餐，小组分工合作烹制菜肴	根据食谱烹制菜肴	拍照后保存留档

工作活动 3：评价与总结

一、评价

指标一	指标二	评价内容	权重分	自评	互评	教师	行业专家	服务对象
工作能力	小组协调能力	能够为小组采集信息，提出建议，阐明观点	10					
	实践操作能力	能够正确操作虚拟仿真软件；食谱设计合理、科学，能够制作相关菜肴	10					
	表达能力	能够正确地传达工作内容及小组的特色	10					
	创新性	食谱设计科学、新颖、别出新意	10					
作品得分	职业岗位能力	解决服务对象面临的实际问题，设计出科学、实用性较强的食谱	30					
		菜肴制作可口、令人有食欲，服务对象满意	30					

二、总结

与客户沟通、服务能力	
能量计算、食谱设计及汇报能力	
菜肴制作能力	
改进措施	

项目四

知识要点测试

一、选择题

1. 胆囊切除术后进食时间为( )。

    A. 麻醉清醒后，生命体征正常

    B. 肛门排气后

    C. 术后第一天

    D. 术后第二天

2. 大手术后患者宜采用的饮食是( )。

    A. 高蛋白、高维生素

    B. 高热量、低蛋白

    C. 低脂肪、低蛋白

    D. 高热量、低脂肪

    E. 高脂肪、高蛋白

3. 肠瘘术后开始恢复进食时的饮食要求是( )。

    A. 高脂肪、高蛋白和高碳水化合物

    B. 高脂肪、高蛋白和高纤维

    C. 低脂肪、适量蛋白和低渣

    D. 低蛋白、低碳水化合物和高纤维

    E. 低蛋白、适量碳水化合物和高纤维

4. 以下( )是术后患者饮食的注意事项。

    A. 避免高脂饮食

    B. 避免高糖饮食

    C. 适量摄入蛋白质

    D. 避免进食刺激性食物

二、判断题

1. 病人术后完全清醒后，能自主活动，无疼痛，无恶心和呛咳，可嚼口香糖促进排气。 ( )

2. 术前应控制饮食，不应进行高蛋白、高碳水化合物、高维生素、低脂饮食，以免术后腹胀。 ( )

任务二　产后人群营养配餐设计与制作

学习目标 🎯

知识目标：了解产后人群一日的营养需求，掌握产后人群营养配餐设计的原理及步骤。

能力目标：学会运用计算法设计产后人群所需营养配餐，并能够制作相关菜品。

素质目标：培养学生具有严谨、思辨的科学精神，以及增强学生服务社会的责任感。

任务描述

产后时期是女性人生中的一个特殊阶段，涉及身体的恢复、能量的补充及乳汁的分泌。合理的营养配餐对于产妇的健康、新生儿的发育及长期的健康都具有至关重要的作用。营养不足或不良的饮食习惯可能会对产妇的身体恢复和乳汁分泌产生不良影响。因此，理解产后营养的需求，以及如何设计制作合理的营养配餐是非常有必要的。

知识准备

产后人群是指刚刚经历过妊娠和分娩的女性群体。这一阶段的女性身体处于恢复阶段，需要进行营养补充和调整，以促进身体的恢复和保证乳汁的分泌。另外，产后人群还面临着哺乳和照顾新生儿的挑战，因此，对营养和饮食的需求也更为特殊。

1. 产后人群需要的营养成分

(1)蛋白质：蛋白质是组成母乳的重要成分，对产后恢复和婴儿的生长发育都非常重要。建议每天摄入 20～30 g 额外的蛋白质，可以通过食用鱼肉、鸡肉、豆类、坚果和奶制品等高蛋白质食物来实现。

(2)铁：分娩会使母体血液中的铁含量减少，所以需要额外补充铁质。建议每天摄入 18 mg 的铁质，可以通过食用肉类、绿色叶菜、豆类、全谷物，以及含铁丰富的饺子和汤圆等食物来实现。

(3)膳食纤维：产后人群需要增加膳食纤维的摄入，以避免便秘的发生。建议每天至少摄入 25 g 的膳食纤维，可以通过食用水果、蔬菜、全谷物等食物来实现。

(4)维生素：产后人群需要摄入足够的维生素，尤其是叶酸、维生素 B_{12}、维生素 D 和维生素 C。这些维生素有助于提高产后人群的免疫系统，促进身份恢复和乳汁的分泌。这些营养素通常可以从坚果、水果、蛋类、绿叶蔬菜、肉类等食物中获取。中国哺乳期妇女平衡膳食宝塔如图4-1所示。

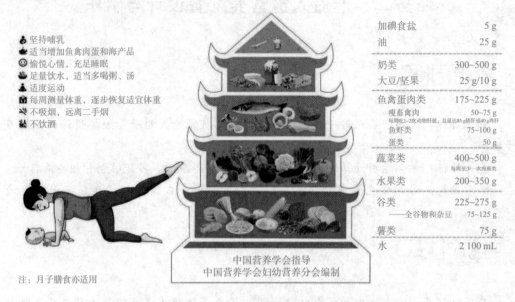

加碘食盐	5 g
油	25 g
奶类	300~500 g
大豆/坚果	25 g/10 g
鱼禽蛋肉类	175~225 g
瘦畜禽肉	50~75 g
每周吃1~2次动物肝脏，总量达85 g猪肝或40 g鸡肝	
鱼虾类	75~100 g
蛋类	50 g
蔬菜类	400~500 g
每周至少一次海藻类	
水果类	200~350 g
谷类	225~275 g
——全谷物和杂豆	75~125 g
薯类	75 g
水	2 100 mL

坚持哺乳
适当增加鱼禽肉蛋和海产品
愉悦心情，充足睡眠
足量饮水，适当多喝粥、汤
适度运动
每周测量体重，逐步恢复适宜体重
不吸烟，远离二手烟
不饮酒

中国营养学会指导
中国营养学会妇幼营养分会编制

注：月子膳食亦适用

图4-1　中国哺乳期妇女平衡膳食宝塔

2. 产后人群营养膳食设计与制作的原则

(1)热量需求。产后女性的热量需求与普通人群有所不同。根据《中国居民膳食营养素参考摄入量》建议，产后女性在哺乳期的热量摄入应增加500～700 kcal/d，以满足其身体需求和乳汁分泌。在配餐时，要确保食物种类丰富，包括主食、蛋白质、蔬果等，以提供足够的热量。

(2)蛋白质需求。蛋白质是身体细胞修复和生长的重要营养素。产后女性需要摄入足够的蛋白质以促进身体恢复和乳汁分泌。建议每日蛋白质摄入量为100～120 g，可以通过鱼、肉、蛋、豆类等食物补充。在配餐时，要注意食物种类的搭配，确保饮食多样性。

(3)钙需求。钙是骨骼和牙齿的重要成分，对于产后女性的身体恢复和婴儿生长发育至关重要。根据《中国居民膳食营养素参考摄入量》建议，产后女性每日应摄入1 000～1 200 mg钙。通过牛奶、豆制品、鱼虾等食物可摄入丰富的钙质。同时，要注意补充维生素D，以促进钙的吸收。

(4)铁需求。产后女性在孕期和分娩过程中会失去一定量的血液，因此，对铁的需求量相对较高。根据《中国居民膳食营养素参考摄入量》建议，产后女性每日应摄入20～25 mg铁。可以通过红肉、绿叶蔬菜、豆类等食物摄入丰富的铁质。同时，注意补充维生素C，以促进铁的吸收。

(5)维生素需求。产后女性需要摄入足够的维生素以满足自身和婴儿的需求。特别是维生素D、维生素A、维生素C等对婴儿的生长发育至关重要。建议通过多吃新鲜蔬菜、水果、全谷类、肉类等食物来摄取多种维生素。如有必要，可适当补充多种维

项目四

生素复合物或单一维生素。

①饮食多样性。保持饮食多样性对于产后女性的营养均衡至关重要。通过摄入不同种类的食物，可以获取各种营养素，同时也能提高饮食的口感和满足感。建议在配餐时，注意选择不同种类的食物，包括主食、蛋白质、蔬菜、水果等。

②控制盐分摄入。产后女性在饮食中应控制盐分的摄入，以预防水肿和高血压等健康问题。过多的盐分摄入还可能影响产后乳汁的分泌。建议在烹饪时少放盐，尽量避免使用高盐调料，如酱油、酱等。同时，选择低盐食品，如低盐奶酪、低盐肉松等。

3. 产后人群营养配餐设计与制作的要点

产后人群需要特别的营养关怀，以下是一些产后人群营养配餐设计与制作的要点。

(1)均衡饮食：确保每餐都包含碳水化合物、蛋白质、脂肪、维生素和矿物质。选择多样化的食物，包括全麦面包、蔬菜、水果、瘦肉、鱼类、豆类、坚果等。

(2)增加蛋白质的摄入：蛋白质对于产后身体恢复和乳汁分泌都非常重要。可以多吃一些富含蛋白质的食物，如鸡肉、鱼肉、豆腐、鸡蛋等。

(3)多喝水：保持充足的水分摄入，有助于维持身体的水分平衡和乳汁的分泌。除水外，还可以饮用一些清淡的汤品。

(4)注意钙和铁的补充：产后人群对钙和铁的需求较高，可以通过摄入奶制品、豆制品、绿叶蔬菜等来满足。

(5)少食多餐：避免一次吃太多，可以分成小份多次进食，有助于消化和吸收。

(6)健康的烹饪方式：选择蒸、煮、炖等健康的烹饪方式，减少油腻和辛辣食物的摄入。

(7)个体差异：考虑产后人群的口味偏好和任何特殊的饮食需求或限制。

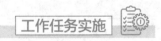

工作情景描述

某产妇，身高 160 cm，体重 70 kg，中午以 200 g 煮瘦猪肉、150 g 炒青菜和 100 g 糙米为午餐。请你判断这顿午餐是否符合产妇的饮食需求。

学习目标

1. 知识目标

(1)了解产妇在产后的饮食需求和禁忌；

(2)熟悉产妇所需的各种营养素。

2. 能力目标

(1)能根据产妇的身体状况和需求，制订合适的膳食方案；

(2)能根据食物成分计算产妇所需的主要营养素。

3. 素质目标

(1)培养学生以人为本、因人而异、对具体问题进行具体分析的精神；

(2)培养学生对每餐膳食计算的定量科学精神；

(3)培养学生善沟通、能协作、高标准、精益求精的专业素质。

一、任务实施向导

1. 任务目标

(1)满足产妇营养需求。

①确保产妇获得足够的蛋白质、碳水化合物、脂肪、维生素和矿物质等营养成分，以支持身体的恢复和哺乳。

②根据产妇的个体差异，合理安排食物种类和摄入量，以满足其特殊的营养需求。

③推荐富含铁、钙、叶酸等营养素的食物，以促进产妇身体康复和预防贫血、骨质疏松等疾病。

④保持饮食多样化，摄入多种食物，避免单一食物来源的营养不足。

(2)提供足够的能量。

①了解产妇的能量需求，制订合理的饮食计划。

②确保摄入足够的主食、蛋白质食品和脂肪来源，以提供足够的能量。

③根据产妇的身体状况和体重变化，调整饮食计划，保持能量平衡。

④鼓励适量运动，以帮助维持能量需求和身体恢复。

(3)保持合理的饮食结构。

①遵循均衡饮食的原则，保持食物的合理比例，避免过量或不足。

②建议采用分阶段饮食法，根据产妇的身体恢复情况和哺乳需求，调整饮食结构。

③推荐摄入适量的粗粮、水果和蔬菜，以提供丰富的维生素和膳食纤维。

④注意饮食卫生的安全，避免食物中毒等不良事件。

(4)注重饮食卫生。

①确保餐具清洁、消毒，避免病从口入。

②避免食用生冷食物和不洁饮食，以防止食物中毒和肠道疾病。

③遵循食品安全原则，避免食物过期或变质。

④注意保持良好的个人卫生，如勤洗手、剪指甲等。

(5)预防和治疗疾病。

①根据产妇的健康状况，提供疾病预防措施和建议。

②推荐富含营养成分的食物，以增强产妇的免疫力。

③了解常见的产后并发症，如产后出血、感染等，提供相应的预防措施和治疗建议。

④根据产妇的个体差异，提供有针对性的饮食指导和营养干预。

(6)促进产后恢复。

①制订合理的饮食计划，以满足产妇在产后恢复期的营养需求。

②建议适当补充水分和易消化的食物，以促进肠胃功能恢复。

③提供有利于身体恢复的营养建议，如补充钙、铁等营养成分。

④鼓励产妇保持良好的作息和心情，以促进身体康复。

（7）提高乳汁质量。

①提供富含蛋白质、钙、铁等营养成分的食物，以保证乳汁的质量。

②推荐催乳食品和方法，以增加乳汁分泌量和提高乳汁质量。

③提供预防乳腺炎等乳腺疾病的建议，以保证乳腺健康。

④坚持母乳喂养，以满足婴儿的生长发育需求，同时，促进产妇的身体康复。

2. 注意事项

（1）食谱要个性化。根据产妇的身体状况、哺乳需求和口味偏好等因素，制订个性化的饮食方案。不同产妇的营养需求有所不同，因此要根据个体差异进行调整。

（2）饮食平衡搭配。确保饮食中各种营养素的平衡搭配，包括蛋白质、脂肪、碳水化合物、维生素和矿物质等。在配餐时，要注意食物种类的丰富性和多样性，避免某一类营养素过量或不足。

（3）食材的新鲜和安全。选择新鲜、无污染的食材，确保饮食的安全和卫生。与可靠的供应商建立长期合作关系，确保食材的质量和卫生标准。

（4）烹饪方法的多样性。采用多种烹饪方法，使食物口感丰富多样，满足产后女性的饮食需求。同时，烹饪时要遵循卫生的操作规范，确保食品安全。

（5）控制饮食中的盐分。在烹饪过程中要控制盐分的摄入，以预防水肿和高血压等健康问题。尽量选择低盐食品，避免使用高盐调料。

（6）饮食与药物的相互作用。在服用药物时，要遵循医生的建议，避免与饮食产生不良的相互作用。如有疑问，应及时咨询医生或营养师。

（7）建立良好的饮食习惯。引导产妇建立良好的饮食习惯，包括定时进食、少食多餐、避免暴饮暴食等。建立合理的饮食规律，有助于身体恢复和乳汁分泌。

（8）关注饮食与情绪的关系。注意饮食对情绪的影响，避免过度饮食或暴饮暴食导致的心理压力。提供舒适、安静的用餐环境，有助于产妇保持良好的心态。

（9）定期评估和调整。定期对饮食方案进行评估和调整，根据产妇的恢复情况和营养需求变化，对饮食方案进行优化。同时，关注产后女性的反馈，及时了解她们的需求和期望，不断完善服务质量。

二、任务实施操作

1. 确定营养配餐的原则

（1）保证热量需求与营养均衡。根据产后女性的身体状况和哺乳需求，确保饮食提供足够的热量。同时，满足蛋白质、脂肪、碳水化合物、维生素和矿物质等营养素的均衡摄入。

（2）避免过度进补高盐及高脂、高糖食物。避免在产后饮食中过度进补，特别是高脂、高糖、高盐类食物，以预防肥胖、糖尿病等健康问题。

（3）考虑母乳喂养等特殊情况。在营养配餐中，要考虑母乳喂养的需求，提供充足的营养，以维持乳汁分泌和保证婴儿健康成长。

2. 设定营养目标

（1）根据孕期体重、身体状况等评估营养需求。根据产妇在孕期的体重变化、身体状况等因素，评估其营养需求，为其制订饮食计划提供依据。

（2）设定合理的目标，逐步实现。根据评估结果，设定可行的营养目标，如体重恢复、铁质补充等。目标要具体、可量化，并遵循逐步实现的原则，避免过度追求快速恢复。

3. 选择合适的食物

（1）优先选择富含蛋白质和维生素的食物。在饮食中，优先选择富含蛋白质和维生素的食物，如鱼、肉、蛋、豆类、新鲜蔬菜和水果等。

（2）促进肠道蠕动和预防便秘。同时，控制碳水化合物的摄入，避免摄入过多的糖分。

4. 制订饮食计划

根据产妇每日所需的热量和营养素摄入量，制订具体的饮食计划，包括主食、蛋白质来源、蔬果等食物的种类和分量。

5. 监控和调整

（1）定期进行营养状况评估。定期对产妇的营养状况进行评估，包括体重、血液检查结果等，以了解营养摄入的效果，并及时调整饮食计划。

（2）根据评估结果，调整饮食和运动计划。根据评估结果，结合产妇的身体状况和哺乳需求，调整饮食和运动计划，以达到最佳的营养状态，并促进身体恢复。

6. 定期评估

（1）评估营养配餐效果，查看是否达到目标。定期对产妇的营养配餐效果进行评估，检查是否达到了设定的营养目标，如体重恢复、铁质补充等。

（2）总结经验和教训，不断优化配餐方案。根据评估结果，总结经验和教训，不断优化营养配餐方案，提高配餐效果。同时，关注产妇的反馈，及时调整和改进服务方式，以满足产妇的需求。

三、任务实施记录

日期	第　　周		年　　月　　日	
姓名		班级		课时
项目名称				
实训目标				

续表

仪器设备原料	
实训步骤过程	
实训心得	
备注	

四、菜单设计原则

1. 热量需求

产后的饮食应提供足够的热量，以支持身体恢复和哺乳的需求。通常，产妇的热量需求为每天 1 800～2 500 kcal。对于母乳喂养的女性，需求可能会更高，为每天 2 500～2 800 kcal。饮食中应包含足够的碳水化合物、蛋白质和健康脂肪，以提供所需的热量。

2. 蛋白质需求

蛋白质是身体组织修复和乳汁分泌的重要营养素。产妇的蛋白质需求会增加，建议每天摄入 100 g 左右的蛋白质。鱼、肉、蛋、豆类、奶制品等是优质蛋白质的主要来源。

3. 脂肪需求

脂肪是能量的主要来源，同时也有助于维生素 A、维生素 D、维生素 E 和维生素 K 的吸收。产妇需要摄入适量的健康脂肪，如鱼类中的 ω-3 脂肪酸，可促进婴儿的大脑和视觉发育。饮食中应控制饱和脂肪和反式脂肪的摄入量。

4. 碳水化合物需求

碳水化合物是身体主要的能量来源。产妇的碳水化合物需求主要来自全谷类、淀粉类、蔬菜、水果等。避免摄入过多的简单糖分食物和高糖食物，以避免血糖波动和肥胖。

5. 纤维素需求

纤维素有助于维持消化系统健康，帮助预防便秘。产妇的饮食中应包含丰富的纤维素来源，如全谷类、豆类、蔬菜和水果。

6. 维生素需求

维生素是身体正常发育和健康所必需的营养素。产妇的饮食应提供充足的维生素，特别是维生素 A、维生素 C、维生素 D 和叶酸等。动物肝脏、蛋黄、绿色蔬菜、水果等是维生素的良好来源。

7. 矿物质需求

矿物质是身体组织正常发育和实现功能所必需的营养素。产妇的饮食应提供充足的矿物质，如钙、铁、锌等。钙主要来自牛奶、奶制品、豆腐等；铁主要来自红肉、豆类、蛋类等；锌主要来自肉类、海鲜、谷类等。

根据以上需求，设计一份适合产后人群的营养配餐，包括早餐、午餐和晚餐的推荐食物和分量。

▌工作流程与活动

工作活动 1：任务确立（了解产妇在产后的饮食需求和禁忌）。

工作活动 2：查找煮瘦猪肉、炒青菜和糙米的营养成分。

工作活动 3：根据产妇的需求计算所需的营养素。

工作活动 1：任务确立

一、活动思考

思考 1：了解该配餐对象的基础信息（性别、年龄、身高、体重等）、是否哺乳、处在产后什么时期。

_____

_____

_____

思考 2：分析该配餐对象对钙、铁等特殊营养素的需求。

_____

_____

_____

二、思想提升

面对新生儿锐减，人口老龄化不断加剧的现状，你如何看待生育这项人生重大课题。

_____

_____

_____

三、工作任务确立

1. 了解配餐对象的基本情况

个人基础信息调查表

姓名		性别		年龄		
民族		身高		体重		照片
从事工作		腰围		臀围		
有无肥胖、高血压、糖尿病病史						
□有　□无		□1 年以内　□5 年以内　□10 年以内　□长期				
有无过敏史						
□有　□无	过敏食物有：					
是否挑食	□是　□否					
饮食作息是否正常	□是　□否					
喜欢的烹饪方式	□蒸　□煮　□煎　□炸　□烤　□焗					
其他饮食要求						

2. 查找食物成分表及中国居民 DRIs

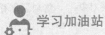 学习加油站

请扫描二维码，快速查阅食物成分表及中国居民 DRIs。

食物成分表及
中国居民 DRIs

工作活动 2：能量计算及食谱设计

一、任务思考

思考 1：根据该配餐对象的身高、体重及其体力活动，思考其膳食能量供给量。

_____

_____

思考 2：根据配餐对象每餐所需要的能量，思考其碳水化合物、蛋白质、脂肪的需求量，应如何合理分配三餐能量？

_____

_____

思考 3：一餐主食、副食的种类及用量应如何确定？

_____

_____

_____

二、活动实施

活动步骤	活动要求	工作安排	过程记录
步骤 1	在营养配餐大赛中，一般要求设计一日带量食谱，参赛选手需要在 60 min 内现场独立完成计算。小组成员可以分角色扮演配餐对象，给出自己模拟的配餐对象条件	根据配餐对象的身高、体重及其体力活动，计算一日膳食能量供给量。根据三大产能营养素的功能比，确定三大营养素的需求量	记录实践过程，整理后保存留档
步骤 2	查找食物成分表及中国居民 DRIs	根据任务要求，确定早餐能量及营养素的合理分配	记录计算过程
步骤 3	观看虚拟仿真软件设计一餐食谱，扫码学习	查找食物成分表，确定一餐主食、副食的种类及用量。确定蔬菜、水果与油脂的种类及用量，尝试学习使用虚拟仿真软件，计算主食、副食的数量及种类	记录计算过程
步骤 4	要求根据配餐对象营养需求及其要求，设计一日食谱，并请小组代表阐述设计过程和亮点。将食谱设计完成后保存留档	使用虚拟仿真软件，为配餐对象设计一日食谱	整理后保存留档
步骤 5	根据配餐对象的饮食习惯、口味等，为其烹制一道营养餐，小组分工合作烹制菜肴	根据食谱烹制菜肴	拍照后保存留档

项目四

工作活动 3：评价与总结

一、评价

指标一	指标二	评价内容	权重分	自评	互评	教师	行业专家	服务对象
工作能力	小组协调能力	能够为小组采集信息，提出建议，阐明观点	10					
	实践操作能力	能够正确操作虚拟仿真软件；食谱设计合理、科学，能够制作相关菜肴	10					
	表达能力	能够正确地传达工作内容及小组的特色	10					
	创新性	食谱设计科学、新颖、别出新意	10					
作品得分	职业岗位能力	解决服务对象面临的实际问题，设计出科学、实用性较强的食谱	30					
		菜肴制作可口、令人有食欲，服务对象满意	30					

二、总结

与客户沟通、服务能力	
能量计算、食谱设计及汇报能力	

续表

菜肴制作能力		
改进措施		

知识要点测试(营养配餐员考核试题)

1. 为避免胎儿神经管畸形,妇女在计划妊娠时,应该及时补充(　　)。

    A. 叶酸 　　　　　　　　　　B. 维生素 B_1

    C. 钙 　　　　　　　　　　　D. 不饱和脂肪酸

2. 母乳喂养的好处不包括(　　)。

    A. 母乳保留了婴儿生长发育所需的所有营养素

    B. 母乳中所含的抗体可以预防新生儿感染疾病

    C. 母乳喂养可增进母子情感

    D. 母乳喂养可避免辅食的添加

3. 婴儿添加辅食的科学依据是(　　)。(多选题)

    A. 满足婴儿的营养需要

    B. 为断奶做准备

    C. 适应消化系统的发育

    D. 避免偏食

    E. 防止饮奶过多导致肥胖

 拓 展 实 践

    利用服务社区志愿者活动或跟岗学徒,在企业导师的指导下为以下人员设计相关营养食谱。

    某月子中心为产后 1 个月的妇女提供月子餐,请你按所学内容为一名产后 3 天的妇女设计一份一日食谱。

请将实施过程记录在企业实训记录表中。

企业实训记录

日　期	第　　周		年　　月　　日	
姓　名		班级		课时
任务名称				
实训目标				
实训步骤				
实训难点				
实训心得与改进				
记录图片				

项目四

项目五　其他人群营养配餐设计与制作

项目引入

　　过去，我国长期处于食物短缺的状态，营养不足、营养不良情况较普遍。随着社会发展，物质不断丰富，人们的生活质量不断提高，现在是营养不良人群与城市部分人群营养过剩并存。"吃什么，吃多少，如何吃"才可以获得健康，已经成为国民关注的热门问题。合理营养是健康的物质基础，而平衡膳食又是合理营养的根本途径。为了保证国民的健康，预防与营养相关疾病的发生，针对不同生理特点、不同工作环境下的人群进行正确的膳食指导是十分有必要的。

项目名称	其他人群营养配餐设计与制作
项目目的	使学生掌握运动员和高原环境下人群的营养配餐设计与制作
项目描述	利用已知知识计算运动员和高原环境人群的营养需求、设计相应食谱、提供膳食指导等
知识目标	了解运动员和高原环境下人群的生理特点、营养需求、营养配餐原则
能力目标	会使用烹调方法、面点制作方法烹调制作基本营养餐
素质目标	培养学生解决实际问题的能力
验收要求	合理地使用烹调制作出适合运动员和高原环境下人群的基本营养餐

思维导图

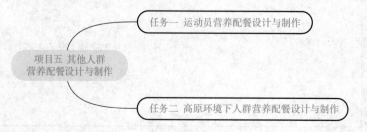

任务一　运动员营养配餐设计与制作

项目五 其他人群营养配餐设计与制作

任务二　高原环境下人群营养配餐设计与制作

"1＋X"职业技能等级证书要求

类型	营养配餐员	公共营养师
工作领域	健康管理机构、托幼养老中心、中高端餐饮企业等	健康管理机构、托幼养老中心、中高端餐饮企业等
工作任务	营养配餐、营养调查、配餐制作等	营养配餐、营养调查、配餐制作等
技能要求	掌握营养配餐方法，制作基本营养餐	掌握营养配餐方法，制作基本营养餐

任务一 运动员营养配餐设计与制作

学习目标 ◎

知识目标：熟练掌握运动员的生理特点、营养需求、营养配餐原则。

能力目标：能按照不同人群的营养需求，设计营养食谱，开展营养指导。

素质目标：培养学生利用已有的知识和技能，解决有关营养配餐实际问题的能力，增强实践能力。发扬营养宣教员的职业精神，守初心、担使命，牢固树立为人民服务的意识。树立健康中国大局意识，起到思想引领目标的作用。

任务描述 📋

本任务依据营养配餐"1＋X"职业技能等级证书要求、营养配餐职业技能竞赛要求等，培养具有三级公共营养师职业岗位能力的高技术、技能型人才。通过本任务的学习，学生能够针对运动员合理选择烹饪原料及烹调方法；并能够在教师引导下深入探究营养食谱的设计与开发。

项目五

任务分析

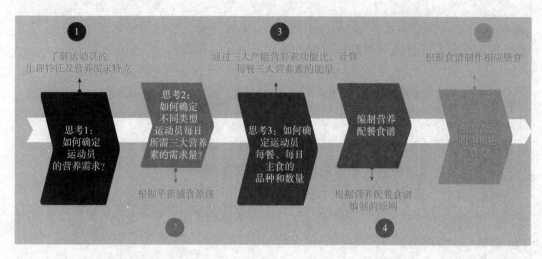

知识准备

　　运动员的运动能力不仅取决于科学的训练、优秀的身体素质和心理素质，还取决于良好的健康状态和合理的营养。合理营养是运动训练的物质基础，有利于代谢过程的顺利进行和器官功能的调节，对运动员竞技状态的保持、运动成绩的提高，以及运动后体力的恢复等都会产生很大的影响。提供合理营养和平衡膳食，对促进运动员的体格发育、增强身体素质、使其在训练和比赛中保持最佳的竞技状态，以及消除疲劳、加速体力恢复等都具有非常重要的意义。

一、运动员的生理特点

　　运动员因具有训练、比赛等职业特性，其能量和营养需要有别于一般人群，在竞技训练和比赛时，机体处于高度生理应激和负荷极限状态，因此表现出不同的生理特点。

1. 心血管系统

　　血容量明显增大，以适应大量氧气和能量的需要，以及代谢产物排出的需要。剧烈运动时，由于肌肉组织局部血管舒张，血流阻力下降，交感神经兴奋性增强，运动员心排出量可以达到最大排出量的 85%。

2. 神经系统

　　运动负荷超过身体可以承受的能力，可能引起大脑皮质兴奋和抑制过程不协调，神经—体液调节紊乱，出现交感神经过度兴奋、迷走神经相对抑制，导致身体各系统的功能下降甚至出现病理的改变。

3. 消化系统

剧烈运动时，机体血液重新分配，皮肤和肌肉血流量增多，胃肠道和消化腺体血流量减少，对营养素消化吸收能力减弱。

4. 免疫系统

在强化训练期间、减重期间和从事长距离比赛后，运动员表现出暂时性的机体免疫功能抑制，如 T 淋巴细胞活性降低，血清 IgA、IgG 浓度下降，CD4/CD8 比值下降，可使机体疲劳感增强，呼吸道感染率增加。中小强度的运动、日常的周期性训练及有氧运动，特别是每天进行步行锻炼，均能提高机体免疫力，减少呼吸道感染的危险性。

5. 内分泌系统

短期或长期运动均可引起女性体内激素(雌二醇、睾酮、生长激素和胰岛素样生长因子-1 等)水平的改变，从而影响女性正常生理状态，可出现月经不调、闭经等。

二、运动员的营养素代谢特点

1. 能量代谢

运动员的能量代谢特点是强度大、消耗率高，伴有不同程度的氧债等。此外，不同的运动项目因为运动强度、持续时间、训练水平等不同，运动员的能量代谢状况也不同。运动强度大、时间短的项目以无氧代谢为主，强度小、时间长的运动则以有氧代谢为主；多数运动的能量供应是多系统混合的，但经长期训练后，长跑运动员的有氧代谢能力强，而短跑运动员的无氧供能能力强。

2. 蛋白质代谢

研究表明，在运动过程中，人体肌肉组织的蛋白质合成受到抑制，结果使氨基酸代谢池中的游离氨基酸增加，同时，丙氨酸－葡萄糖循环率增加。在运动后的恢复期，蛋白质转换率开始提高。另外，运动员在开始高强度训练的初期，易发生负氮平衡，经过一段时期适应后，氮平衡有所改善。

3. 脂肪代谢

运动的强度、持续时间及训练的程度等都会影响运动员的脂肪代谢。在高强度运动中，脂肪分解代谢加剧，随着运动强度的增加，脂肪酸进入血浆并氧化供能的程度减弱。经过系统训练的运动员氧化利用脂肪酸及酮体的能力会有所增强，从而能够节约糖原，提高耐力。

4. 水和电解质代谢

在运动过程中，运动员身体大量出汗，并且通过呼吸道也丢失大量水分。与此同时，尿量减少，代谢水的产生增多。大量出汗也导致运动员体内电解质尤其是钠、钾、镁、钙等丢失增加。运动强度、运动时间、运动环境的温度和湿度等都会影响汗液的丢失量。

在 25～35 ℃温度下进行 4 h 的长跑训练，平均出汗量为 4～5 L，而一次高强度运动可丢失汗液 2～7 L。另有研究报道，运动员骨骼组织中的物质交换加速，致使钙质流失而容易出现骨质疏松；运动员特别是耐力运动员也常常表现潜在的铁缺乏，一部分原因是抗氧化反应中的铁转移，另一部分原因是高蛋白、高脂膳食限制了铁的吸收。

5. 维生素

运动导致胃肠道对维生素的吸收功能整体下降，同时，汗液中维生素的排泄量增加。另外，运动使能量代谢加强，而维生素作为能量代谢的辅助因子，在体内的周转率也加速。

三、运动员的营养需要

1. 能量

由于所从事的运动项目不同，运动员能量的消耗量变化范围较大，并且影响能量消耗的因素也较多。国内运动营养学专家根据各运动项目的能量代谢特点，推荐的运动员能量需求量见表 5-1。

表 5-1　不同运动项目日能量消耗

运动项目	日推荐量(平均值)/ 〔kcal·d⁻¹〕
棋牌类	2 000～2 800(2 400)
跳水、射击(女)、射箭(女)、跳高、跳远、体操(女)	2 200～3 200(2 700)
体操(男)、武术、乒乓球、羽毛球、短跑(女)、举重(<75 kg)、网球、手球、花样游泳、击剑、垒球	2 700～4 200(3 500)
花样滑冰、中长跑、短跑(男)、竞走、登山、射箭(男)、射击(男)、球类(篮球、排球、足球、冰球、水球、棒球、曲棍球)、游泳(短距离)、滑冰、高山滑雪、赛艇、皮划艇、自行车(场地)、摩托车、柔道、拳击、投掷(女)、沙滩排球(女)、现代五项	3 700～4 700(4 200)
游泳(长距离)、举重(>75 kg)、马拉松、摔跤、公路自行车、橄榄球、越野滑雪、投掷(男)、沙滩排球(男)、铁人三项	≥4 700(4 700)

2. 蛋白质

训练和比赛状态、运动强度和频率及运动类型均影响运动员对蛋白质的需求量（表 5-2）。蛋白质在运动中的作用主要有氧化供给运动中 5%～15% 的能量、营养强力、增强免疫力和预防感染，补充支链氨基酸可预防运动性中枢疲劳。在运动中，机体蛋白质分解代谢增加，尿及汗液中氮排出增加，甚至出现负氮平衡。运动可加速支链氨基酸包括缬氨酸、亮氨酸和异亮氨酸的氧化供能，以致组织和血液支链氨基酸的浓度下降。当血浆支链氨基酸水平低下时，运动可引起运动性中枢神经疲劳，并降低运动能力。运动恢复期蛋白质的合成代谢增强。如果蛋白质供给不足，将影响运动性损伤的修复和运动能力的提高，甚至还可能引起运动性贫血；但蛋白质摄入过多又可加重肝、肾的负担，还可能增加酸性代谢产物产生，使疲劳提前出现，同时，可能导致运动员脱水、脱钙及矿物质代谢异常等。

我国推荐运动员蛋白质的摄入量占总能量的 12%～15%，力量型项目增加到 15%～16%。运动员的蛋白质参考摄入量为 1.2～2.0 g/(kg 体重)，在摄入的蛋白质中，优质蛋白质至少占 1/3。同时，在运动营养师的指导下，注意适量补充支链氨基酸。

表 5-2　不同类型运动的运动员蛋白质的每日需求量

目标人群	蛋白质需求量/[g·(kg·d)⁻¹]
静态生活（男、女）	0.84
优秀男子耐力运动员	1.6
中等强度耐力运动员（男）	1.2
业余耐力运动员（男）	0.84
力量运动员（男）	1.2～1.7
业余和治疗的力量运动（男）	0.84
女运动员	比男运动员减少 25%

3. 糖类

运动中的热能主要来自脂肪和碳水化合物，后者容易消化、耗氧少，代谢产物是水和二氧化碳，不增加体内的酸度，是运动员最理想的能量来源。对于运动员来说，无论是持久性运动，还是短时间的激烈运动，所消耗的肌糖原和肝糖原不能由脂肪或蛋白质替代，特别是增加脂肪将产生大量酮体，并使糖原储备量下降，可导致机体疲劳、肌力减弱及运动效率降低。因此，激烈而耐久的运动会增加糖类的需求量。

运动员摄取平衡的混合膳食中碳水化合物的供给量应为总能量的 60% 左右。研究显示，运动员在运动前、中、后补充碳水化合物，对于运动员满足能量需要、延缓疲劳、维持血糖水平及稳定免疫功能等具有重要的意义。有些权威专家建议，进行长时间运动时，应增加糖的摄入量，并使其占总能量的 65%，大强度耐力训练运动员的碳水化合物供给量应为总能量的 60%～70%，中等强度运动时为 50%～60%，缺氧运动项目为 65%～70%。我国推荐的运动员每日碳水化合物适宜摄入量为总能量的 55%～65%，耐力项目和缺氧运动项目可以增加到 70%。近年来，营养调查显示，运动员糖类摄入较低，而脂肪摄入较高的现象非常普遍。主要原因是运动员膳食中动物性食物所占比例较高，谷类、薯类等含糖类食物摄入较少。在实际工作中，可在餐中或餐外适量补充纯糖类食物，同时降低高脂肪、高蛋白质的动物性食物摄入量。

4. 脂肪

在三大营养素中，脂肪的产能量高、体积小，符合运动员浓缩饮食的要求，对于长时间运动的项目和冬季运动，如长距离游泳、滑雪等运动，是较为理想的储能形式，具有维持饱腹感和供给热能的良好作用。运动训练可增强机体对脂肪包括酮体的氧化和利用，脂肪利用的增加，对节约体内糖原和减少蛋白质的消耗具有一定的作用，可与糖类配合作为运动（尤其是长时间持久运动）的重要能源。运动员不宜从膳食中摄入过多的脂肪，因为脂肪不易消化，代谢时耗氧量高，会影响氧的供给。脂肪代谢产物属酸性，能降低运动员的耐力，延缓体力的恢复时间。

运动员膳食中适宜的脂肪量应为总能量的 25%～30%。饱和脂肪酸、单不饱和脂肪酸和多不饱和脂肪酸的比例应保持在 1∶1∶1。脂肪摄入过多会影响蛋白质和铁等营养素的吸收，还常会带入外源性的胆固醇，引起高脂血症。因此，应当适量限制在运动员膳食中过多使用脂肪。但是，如果摄入量过低，食物的质量和色、香、味会受到影响，会造成运动员的食物摄入量减少。而且，运动员的膳食要求为量少质优、发热量高，所以，又不可过多地减少脂肪的供给量。对于经常处于缺氧条件下的运动员，在膳食中脂肪数量应当少一些；相反，经常在寒冷条件下进行运动的人，因机体散热量大，食物中脂肪可以增加一些，但不宜超过总热量的 35%。

胆固醇对于人体的生理功能具有重要的作用，人体需要摄入适量的胆固醇。由于胆固醇在体内可以合成，因此不需要从食物中获取大量的胆固醇。一般主张胆固醇的膳食摄入量每天不超过 300～500 mg。

5. 碳水化合物

机体的糖储备是影响运动员耐久力的重要因素。大脑靠血糖供能，机体糖储备耗竭后，极易引起中枢性疲劳，甚至发生低血糖。增加膳食碳水化合物的摄入，有利于糖原合成和糖原储备，提高机体抗生酮，节约蛋白质，稳定免疫功能。

我国推荐运动员碳水化合物供能占总能量的 55%～65%，高强度、高耐力和缺氧运动项目可增至 70%。

6. 水

运动可引起体内水分和电解质丢失过多，造成运动性脱水。为防止在高温环境下运动性脱水，可在运动前、中、后补液。运动员出汗率与运动强度、持续时间、热辐射、环境温度，以及机体的适应能力成正比。大量出汗后，补水要少量多次，同时注意补充适量的矿物质和水溶性维生素。

7. 维生素

运动时，体内物质代谢过程加快，对维生素的需求量增加。剧烈运动可使维生素缺乏症提前发生或是症状加重，而运动员对维生素缺乏的耐受能力比正常人差。对维生素的需求量与运动量、机能状态及营养水平有关。维生素缺乏早期表现为运动能力低下、疲劳和免疫功能降低。如果体内长期处于维生素饱和状态，可使机体对维生素缺乏更加敏感。水溶性和脂溶性维生素在体内的代谢状况可能有所差别，在使用时，应注意相互之间的关系。天然食物中各种营养素的比例较为适宜。如果食物中蔬菜和水果供给充足，则不必另外补充维生素制剂。仅在冬末春初蔬菜和水果供给不足或加大运动量训练时，适当补充维生素制剂，以防止缺乏症。

8. 矿物质

汗液电解质的丢失增加是运动员矿物质代谢的主要特点。运动可加速电解质的代谢过程，除尿钙外，尿中钠、钾、磷和氯的排出量减少，汗液中钠、钾、钙、镁、锌、铁和铜等矿物质丢失增加。建议运动员通过增加蔬菜、水果摄入量来满足对矿物质的需求，必要时，可通过摄入含电解质的运动饮料或含盐多的食物进行补充。

（1）钠。缺乏钠可致肌肉无力、食欲减退、消化不良，严重时可能出现恶心、呕吐、头疼、腹痛及肌肉抽搐。我国推荐运动员对钠的适宜摄入量为 5 g/d，高温环境下训练者为 8 g/d。

（2）钾。缺钾可抑制碳水化合物的利用、ATP 合成，降低肌肉兴奋性、出现肌肉无力和心脏节律紊乱等。运动员应注意在大量出汗前后，适量补充钾盐。运动员对钾的适宜摄入量为 3～4 g/d。

（3）镁。运动员缺镁可诱发情绪激动和肌肉抽搐。运动员对镁的适宜摄入量为 400～500 mg/d。

（4）钙。运动员极易出现钙缺乏或不足，如果运动期间缺钙，可出现骨密度下降、易患骨质疏松和应激性骨折。运动员对钙的适宜摄入量为 1.0～1.2 g/d。

（5）铁。铁与运动员的耐氧能力、耐久力及运动能力有关。运动训练引起运动用铁需求量增加，在机体铁丢失增加、组织储备减少、摄入量不足，以及膳食铁吸收率低的情况下，极易导致缺铁性贫血。推荐的中国运动员对铁的适宜摄入量为 20 mg/d，在大运动量训练或高温环境下训练者应为 25 mg/d。

（6）锌。锌参与运动员的肌肉正常代谢，提高肌肉力量。运动员对锌的适宜摄入量为 20 mg/d。大运动量训练或高温环境下训练者为 25 mg/d。

知识连接：运动员在比赛期间，如何进行膳食营养搭配呢？

为了更好地指导体育训练和比赛，营养学家将比赛期的膳食营养分为 5 个时期，分别是比赛期的膳食营养、比赛前期的膳食营养、比赛当日赛前一餐的膳食营养、比赛途中的膳食营养和比赛后的膳食营养。

1. 比赛期的饮食营养原则和措施

（1）食物应满足能量和体液平衡的需要，体积要小，质量要轻，容易消化和吸收。食物应含有高碳水化合物、低脂肪、适量的蛋白质和充足的水分，以及丰富的无机盐和维生素。

（2）选择的食物应是运动员喜爱的，应考虑每个运动员的心理需求。

（3）比赛期的膳食应避免高脂肪、豆腐干、含纤维多的粗杂粮、韭菜等容易产气或延缓胃肠排空时间的食物，并少用或不用辛辣、过甜的糖食，以预防食物对胃肠道的刺激。

（4）比赛期保证膳食中有充足的糖分，对维持血糖水平，以及对比赛后肝糖原和肌糖原水平快速恢复产生良好的作用。

（5）膳食内容应针对比赛项目的特殊需要做好准备。

2. 比赛前期的饮食营养原则和措施

（1）运动员在赛前均会不同程度地减小运动负荷，膳食中的能量摄取量应适应运动负荷的减小而减少。比赛前期的膳食和营养应使运动员获得最佳竞技能力。

（2）食物多样化，食物色香、味美，营养均衡，含有充足的无机盐和维生素。

(3)减少蛋白质和脂肪等酸性食物的摄入,以减少体液偏酸状态,防止疲劳提前发生。比赛前期切忌大量补充氨基酸。

(4)增加碱储备,可多吃蔬菜、水果或采用碳酸氢钠负荷法(服用量为 0.15～0.3 g/(kg 体重),适用于 3～5 min 全力运动的比赛)。

(5)纠正体内维生素的缺乏。维生素 B_1 临时服用无效,需要在 10 天或 2 周之前开始补充。

(6)比赛前期补糖和糖负荷技术。在长时间运动中由于体内糖储备耗竭,可影响比赛能力,比赛前及比赛中适量补糖可维持血糖水平,并可提高比赛能力,延缓疲劳的发生。

(7)增加体内抗氧化酶活力。增加食物的抗氧化成分,应进食适量的瘦肉类食物(以合成谷胱甘肽合成酶)、新鲜蔬菜和水果,减少食物的脂肪,保持平衡膳食。

3. 比赛当日赛前一餐的饮食营养原则和措施

(1)比赛前一餐的食物体积要小、质量要轻,能提供 2.09～4.18 MJ(500～1 000 kcal)的能量。

(2)比赛前一餐在比赛开始的前 3 h 完成。

(3)比赛当日不宜更换新的食物或改变习惯的饮食时间。

(4)大量出汗的比赛项目及在高温环境下比赛时,补充 500～700 mL 的水。

(5)比赛前不宜服用咖啡或浓茶,以免引起比赛中的利尿作用。比赛前不可服用含乙醇的饮料。

(6)耐力性项目比赛应进行赛前补糖,为避免胰岛素效应,补糖的时间应在赛前 15～30 min 内进行,常用的补糖种类包括葡萄糖、蔗糖、果糖和低聚糖。补糖量应控制在每小时 50 g 左右。

4. 比赛途中的饮食营养措施

运动员在剧烈的比赛中大量出汗,会使体液处于相对高渗状态。比赛中饮料应是低渗的(即含糖和含盐量低),或者至多是等张等渗的。在能量消耗较大的项目中,可在途中摄取一些容易消化、吸收的液体型或质地柔软的半流质食物。比赛中每隔 15～30 min 补液 100～300 mL,补液量以不大于 800 mL/h 为宜,比赛中的补液量一般为出汗量的 1/3～1/2。

5. 比赛后的饮食营养措施

比赛后仍应饮食含高糖、低脂肪、适量蛋白质和容易消化的食物。为促进赛后的恢复,补液(采用含电解质运动饮料)极其重要,液体的补充量应满足体重恢复到比赛前的水平。在体内能量储备物质的恢复方面,补充糖类物质或含糖饮料的时间越早越好。此外,为促进关键酶浓度的恢复,应补充电解质、维生素、微量元素和碱性食物;为了加强抗氧化酶活性的恢复,可补充具有抗氧化性质的天然物质,如蔬菜和水果,或含有抗氧化性质的植物提取物。

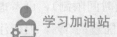

请扫描二维码，观看运动员的矿物质需求。

运动员的矿物质需求

四、运动员营养配餐原则

剧烈运动时，体内血液重新分配，但相对集中地分布于皮肤和肌肉的血管，而胃肠和消化腺的血流量减少，暂时缺血或蠕动减弱使消化腺的分泌机能处于抑制状态，对营养物质的消化吸收能力降低。胃内食物充盈时，如果进行激烈的运动，可影响呼吸机能，并可能引起恶心、腹痛、运动能力降低，甚至被迫停止运动。因此，必须根据运动与消化的生理特点，合理安排运动员的饮食。

1. 食物的数量和质量应满足需求

食物的数量应满足运动员训练或比赛能量消耗的需求，使运动员保持适宜的体重和体脂；在质量方面，则应保证全面营养需求和适宜的配比。运动员食物中蛋白质、脂肪和碳水化合物的比例应适应不同项目运动训练的需求。一般情况下，蛋白质占总能量的 12%～15%，脂肪占总能量的 25%～30%（参加水上运动项目或冬季运动项目运动员的脂肪能量可适当增加，但脂肪供给的能量以不大于 35%为宜），碳水化合物占总能量的 55%～65%（耐力运动项目运动员的碳水化合物可达到总能量的 70%）。食物应当是容易消化的，不含刺激性成分，以免影响睡眠。运动员的饮食习惯应当保持一定的规律性，切忌暴饮暴食，尤其在剧烈运动后，暴饮暴食可能引起急性胃肠炎或胰腺炎，甚至造成死亡。

2. 食物应多样化，保证营养平衡

食物新鲜、多样化，如肉类、鱼类、奶类、蛋类、蔬菜、水果、谷类及豆制品等合理搭配。食物合理烹调，能促进食欲并最大限度地保存其中的营养素。能量不足或过多时，可用主食、油脂或甜食等进行调节。

3. 应提供高能量密度的食物

高能量密度的食物，主要包括相对于一般糖类的复合糖类和富含脂肪的食物。膳食中包含高热能密度食物主要是为了避免因食物体积过大而增加胃容量，影响运动效率，尤其是有合理冲撞的运动项目（如足球）训练，更需要注意食物的体积不能过大。食物浓缩，提供的热能高，体积要小，质量应轻，每天食物总质量不应超过 2 500 g。

4. 应合理分配，少食多餐

运动员的进食时间与训练或比赛的时间应适应，一日三餐食物能量的分配应符合运动训练或比赛任务的需要。运动员在上午训练时，早餐应有较高的能量，并含有丰富的蛋白质、无机盐和维生素等；下午训练时，午餐应适当增加，但要注意避免胃肠道负担过重。晚餐的能量一般不宜过多，以免影响睡眠。早、午、晚三餐的能量大致

为 30%、40% 和 30%。大运动量训练时（或因训练时间长，饮食受时间限制），可考虑加餐措施。采用增加点心或其他加餐方法，加餐的能量可为一日总能量的 5%，但应注意增添食物营养全面或选择能量密度高的食物（如巧克力）。

通常食物在进食 3～4 h 后从胃内排空。植物性食物在胃内停留时间较短，而富含脂肪较多的肉类食物在胃内停留可达 5 h 或更长时间。因此，运动开始时胃内的食物已大部分消化，故最好在饭后休息 2～5 h，再进行剧烈运动。如果在运动前 1～1.5 h 进食，则部分运动员在运动中会出现腹痛、恶心或呕吐等情况。饮食与运动间隔的时间不宜过长。饭后 4～5 h 运动，可能出现空腹饥饿感或血糖降低，影响运动的兴奋性和持久力。所以，在饮食与运动间隔时间过久时，应采取中间加强的措施。运动结束后，为使循环和呼吸机能恢复到相对平静的状态，使胃肠有充分准备，则需要至少休息 30 min 再进餐。大量运动后，应休息 40～60 min 之后才能进餐。运动员进餐时间应保持规律性，定时进餐可使大脑皮质的兴奋性有规律地升高，促进食物消化吸收。破坏饮食时间规律性，可引起消化机能紊乱。

 课堂练习

请扫描二维码，检验本部分学习成果。

课堂练习

五、运动员营养食谱举例

运动员营养食谱举例见表 5-3、表 5-4。

表 5-3　自行车运动员一日食谱举例

餐别	食物	质量/g
早餐	馒头	200
	面包	100
	鸡蛋	50
	牛奶	250
	香蕉	150
午餐	米饭	300
	馒头	200
	虾肉	100
	西兰花	200
	西红柿	150
	苹果	150

餐别	食物	质量/g
晚餐	面条	230
	草鱼	50
	油菜	180
	胡萝卜	100
	橙子	150
	牛奶	250

表 5-4　4 000 kcal 热能消耗的排球运动员一日食谱举例

餐别	食物	质量/g
早餐	烙饼	100
	馒头	100
	酸奶	250
	牛奶	250
	鸡蛋	100
	香蕉	200
早加餐	葡萄	100
	巧克力豆奶	200
	蛋糕	100
午餐	面条	150
	大白菜	200
	牛肉(瘦)	100
	面包	100
	胡萝卜	100
午加餐	花生酱	10
	橙子	150
	无花果	50
	面包	50
晚餐	玉米(鲜)	150
	鸡腿	200
	米饭	100
	四季豆	150
	苹果	200
	酸奶	250

学习加油站

请扫描二维码，揭秘杭州亚运村运动员餐厅菜单。

揭秘杭州亚运村
运动员餐厅菜单

营养视野窗——体育文化绽放时代光彩、激发中国力量

"中华体育精神颂"传播体育正能量

伟大事业孕育伟大精神，伟大精神引领伟大事业。习近平总书记强调，广大体育工作者在长期实践中总结出的以"为国争光、无私奉献、科学求实、遵纪守法、团结协作、顽强拼搏"为主要内容的中华体育精神来之不易，弥足珍贵，要继承创新、发扬光大。运动员是体育文化、体育故事的主要缔造者，也是最好的讲述者、传播者。成都大运会、杭州亚运会期间，我国运动员不但在赛场上顽强拼搏、为国争光，在赛场外也与其他国家和地区运动员、教练员、工作人员主动交流，向全世界展示我国社会发展和文明进步的良好形象。

成都大运会上，中国选手王正行与乌干达选手穆扬贾·阿莫斯进行羽毛球男单比赛时，阿莫斯的球拍突然断线，却没有可替换的球拍，王正行立即将自己的备用球拍借给对手。赛后，王正行把球拍正式送给了远道而来的阿莫斯，两个年轻人在场边高兴地合影留念。王正行说，体育比赛除输赢外，还有友谊。杭州亚运会赛场上，张雨霏与日本选手池江璃花子紧紧拥抱，池江璃花子曾因身患白血病暂别泳池，经历了与病魔的漫长斗争，再次重返赛场，东京奥运会、福冈游泳世锦赛，两人都曾相约赛场相见，此次杭州亚运会，两人在全场观众的见证下再次重逢，诠释了跨越国界的友谊和体育的温度。诚如杭州亚运会主题歌《同爱同在》所唱："同呼吸同感受同梦想，同爱同在同分享。"

2024年是巴黎奥运会年，期待中国体育健儿继续以优异的运动成绩和良好的精神风貌，诠释中华体育精神和奥林匹克精神的深刻内涵，讲好中国体育故事，传播好中国体育声音，展示可信、可爱、可敬的中国形象。

 工作任务实施

■工作情景描述

某羽毛球集训队的一名男运动员，身高175 cm，体重65 kg，请你为他设计一日午餐食谱，并将相关菜肴制作出来。

▌学习目标

1. 知识目标

(1)了解不同类型运动员的能量需求；

(2)掌握运动员营养配餐原则。

2. 能力目标

(1)能利用已有的知识和技能，选择营养配餐和评价配餐营养成分的均衡性；

(2)培养学生解决问题的能力。

3. 素质目标

(1)增强健康意识，均衡饮食；

(2)鼓励学生从多角度思考、探索、交流，激发学生的好奇心和主动学习的欲望。

▌工作流程与活动

工作活动1：任务确立(课前自学，熟悉不同类型运动员对营养素的需求及要求)。

工作活动2：能量计算及食谱的设计。

工作活动3：评价与总结。

工作活动1：任务确立

一、活动思考

思考1：查询并记录该配餐对象的基础信息(性别、年龄、身高、体重等)，是否存在基础病等。

_____

_____

思考2：根据已知条件，分析食物成分表及中国居民DRIs。

_____

_____

二、思想提升

古人云"纸上得来终觉浅，绝知此事要躬行"，在营养配餐设计中该如何理解这句话？又该怎么去做呢？

_____

_____

_____

项目五

三、工作任务确立

1. 了解配餐对象的基本情况

个人基础信息调查表

姓名		性别		年龄		
民族		身高		体重		照片
从事工作		腰围		臀围		
有无肥胖、高血压、糖尿病病史						
□有　□无		□1 年以内　□5 年以内　□10 年以内　□长期				
有无过敏史						
□有　□无	过敏食物有：					
是否挑食	□是　□否					
饮食作息是否正常	□是　□否					
喜欢的烹饪方式	□蒸　□煮　□煎　□炸　□烤　□焗					
其他饮食要求						

2. 查找食物成分表及中国居民 DRIs

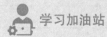 学习加油站

　　请扫描二维码，快速查阅食物成分表及中国居民 DRIs。

食物成分表及
中国居民 DRIs

工作活动2：能量计算及食谱设计

一、任务思考

思考1：根据该配餐对象的身高、体重及其体力活动，思考其一天中午餐所需要的基础能量。

_____

_____

_____

思考2：根据配餐对象午餐所需要的能量，思考其碳水化合物、蛋白质、脂肪所需能量。

_____

_____

_____

思考3：查找食物成分表，思考配餐对象所食用的食物是否满足其营养需求。

_____

_____

_____

二、活动实施

活动步骤	活动要求	工作安排	过程记录
步骤1	小组成员可以分角色扮演配餐对象，给出自己模拟的配餐对象条件	根据该配餐对象的身高、体重及其体力活动，计算其一天中午餐所需要的基础能量	小组成员记录交流谈话过程
步骤2	一般在进行计算时，相关参数数据参照以下教材：《营养配餐员》(基础知识)，中国就业培训技术指导中心、人力资源和社会保障部职业技能鉴定中心，中国人力资源和社会保障出版集团，2021；《健康中国行动(2021—2030)》，健康中国行动推进委员会，2021；《中国居民膳食指南》，中国营养学会，人民卫生出版社，2022	根据配餐对象每餐所需要的能量，思考其碳水化合物、蛋白质、脂肪所需能量	记录计算过程
步骤3	查找食物成分表及中国居民DRIs(扫码查找) 食物成分表及中国居民DRIs	查找食物成分表，计算配餐对象所食用的食物是否满足其营养需求	记录计算过程

项目五

活动步骤	活动要求	工作安排	过程记录
步骤4	根据配餐对象的营养需求及要求,设计运动员午餐食谱,将食谱设计完成后保存留档	根据配餐对象营养需求,为其设计午餐食谱	整理后保存留档
步骤5	根据配餐对象的饮食习惯、口味等,为其烹制一道营养餐	根据设计营养食谱烹制相关菜肴	拍照后保存留档

工作活动3:评价与总结

一、评价

指标一	指标二	评价内容	权重分	自评	互评	教师	行业专家	服务对象
工作能力	小组协调能力	能够为小组采集信息,提出建议,阐明观点	10					
	实践操作能力	食谱设计合理、科学,能够制作相关菜肴	10					
	表达能力	能够正确地传达工作内容及小组的特色	10					
	创新性	食谱设计科学、新颖、别出新意	10					
作品得分	职业岗位能力	解决服务对象面临的实际问题,设计出科学、实用性较强的食谱	30					
		菜肴制作可口、令人有食欲,服务对象满意	30					

二、总结

与客服沟通、服务能力		
能量计算、食谱设计及汇报能力		

续表

菜肴制作能力		
改进措施		

知识要点测试(营养配餐员考核试题)

1. 在三大营养素中,(　　)符合运动员浓缩饮食的要求,对于长时间运动的项目和冬季运动项目,如长距离游泳、滑雪等运动,是较理想的储能形式,具有维持饱腹感和供给热能的良好作用。

　　A. 碳水化合物　　　　　　　　B. 脂肪
　　C. 脂肪和蛋白质　　　　　　　D. 蛋白质

2. 里约奥运会男子200 m混合泳决赛中,菲尔普斯霸气夺得个人第22金,1分54秒66。菲尔普斯用22块奥运金牌结束了职业生涯。31岁的年纪,菲尔普斯仍然保持着极佳的身体状态,其中有什么秘诀呢?当时菲尔普斯的食谱遭到媒体曝光,菲尔普斯每天需要摄入的热量总量高达12 000 kcal,而一个普通成年人每天摄入的热量只有2 500 kcal,也就是说菲尔普斯每天摄入的热量几乎是普通人的5倍。以下是菲尔普斯的食谱:

　　早饭:3个鸡蛋的奶酪三明治、生菜、西红柿、炸洋葱、蛋黄酱、两杯咖啡、煎蛋卷(5个鸡蛋)、一碗粥、3片法国面包、3片巧克力薄饼。

　　午饭:1磅意大利面、两块大火腿、有蛋黄酱和白面包的奶酪三明治、功能饮料。

　　晚饭:1磅意大利面、一整张披萨、更多的功能饮料。

　　(1)运动员是否应该根据菲尔普斯的食谱去调整自己的食谱?

　　(2)他的食谱合理吗?适宜长期食用吗?

　　(3)运动员怎样才能做到合理膳食?尝试为能量日推荐量为4 500 kcal的游泳运动员设计一日食谱。

任务二　高原环境下人群营养配餐设计与制作

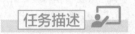

学习目标

知识目标：熟练掌握高原环境下人群的生理特点、营养需求、营养配餐原则。

能力目标：能针对不同生理条件下的正常人群及特殊生活环境和工作环境下正常人群合理选择烹饪原料、辅料、调料及烹调方法；能按照不同人群的营养需求，设计营养食谱，开展营养指导；能在教师引导下，深入探究营养食谱的设计与开发。

素质目标：培养具有时代精神和良好职业操守的技术技能型人才。树立健康中国大局意识，起到思想引领目标的作用。

任务描述

本任务依据营养配餐"1＋X"职业技能等级证书要求、营养配餐职业技能竞赛要求等，培养具有三级公共营养师职业岗位能力的高技术、技能型人才；主要培养学生准确计算高原环境人群每餐、每日能量需求，要求学生能够熟练进行高原人群主食、副食数量计算，以及一餐、一日主食、副食的定量计算及编制，并进行高原人群膳食制作。

任务分析

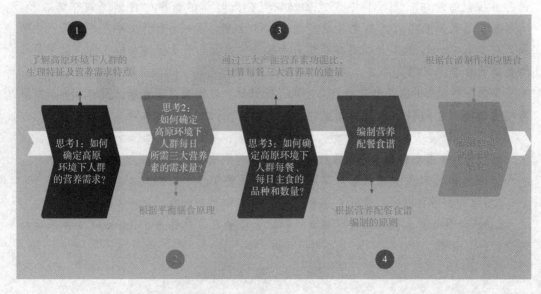

项目五

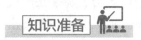

一、高原概述

一般将海拔在 3 000 m 以上地区称为高原。在高原地区，由于大气氧分压降低，人体血氧饱和度急剧下降，经常会出现低氧症状。人体对高原地区的反应，首先是为了从低氧空气中争取到更多的氧而提高机体的呼吸量，因此必然呼出过量的 CO_2，影响机体维持正常的酸碱平衡。严重低氧情况下食欲减退，能量供给不足，心脏线粒体功能受到影响，因而代谢率降低。但在同等劳动强度条件下，在高原环境下人的能量需求量高于在海平面上人的能量需求量。

初次去高原旅游的人，会出现不同程度的恶心、呕吐、食欲不振、心悸、气短、乏力等高原反应。造成高原不适症的主要环境因素是缺氧，适宜的营养和膳食有助于提高人体对缺氧的耐受能力，加速对高原环境的适应。

1. 环境特点

(1)大气压和氧分压低。

(2)沸点低。

(3)气温低。

(4)湿度低。

(5)太阳辐射和电离辐射强。

(6)气流快。

2. 自然界高原的分类

(1)无反应区(3 000 m 以下地区)：血氧饱和度为 90%～97%，基本无低氧症状，工作能力完好。

(2)代偿区(3 000～4 500 m)：血氧饱和度为 90%，轻度低氧，初到高原的人可能会出现低氧症状，但机体呼吸系统和循环系统能发挥代偿功能，属于可以完全代偿范围，工作能力基本完好。

(3)障碍区(4 500～6 000 m)：血氧饱和度为 80%～70%，中度低氧，代偿不全，组织低氧，在人体未适应前，可出现不同程度的低氧症状，生理功能障碍，工作能力下降。

(4)危险区(6 000～7 000 m)：血氧饱和度为 60%～70%，组织严重低氧，对于缺少低氧适应锻炼的人，低氧症状将迅速发展，导致工作能力丧失，极易发生低氧昏迷。

(5)休克致死区(7 000 m 以上地区)：血氧饱和度低于 60%，一般无低氧适应锻炼的人可因组织严重低氧，意识丧失，休克而死亡。

3. 高原病

一般在海拔 4 500 m 以上的地区往往是经济、科研和登山考察的重要地区，常年有大量人群居住和工作。因此，在这个高度以上的地区，大气中的低氧给人类带来的威胁最大。人进入海拔 3 000 m 以上的高原地区，当血氧饱和度低于 80% 时，一般会出现低氧症状。

4. 急性高原病

在急性低氧期（初入高原前两周内），50%～75% 的人可能会出现急性高原病（Acute Mountain Aickness，AMS），但经 3～10 天的习服后，症状逐渐消失，少数人可持续存在。该病的发生：老年人低于青年人，女性低于男性。急性高原病的发生率与男性的体重指数呈正相关，与女性的体重指数无关，说明肥胖男性易感性强。主要出现神经（头晕、头痛、失眠、昏迷）、心律（心悸）、气促、胃肠（恶心、呕吐、食欲下降、腹胀、腹泻）症状，以及周身无力等；严重者可导致急性高原脑水肿和高原肺水肿。

(1)高原脑水肿：大多先有急性高原反应的症状，继而出现明显的精神神经症状，如剧烈头痛、精神异常、神志恍惚、恶心呕吐，重者昏迷。脑脊液检查仅有压力增高。主要病因：严重缺氧引起脑细胞能量代谢障碍；缺氧引起脑组织二氧化碳滞留。主要病理变化：脑间质水肿、脑细胞肿胀。

(2)高原肺水肿：平原或海拔较低地区人群迅速进入高原后 1～3 天发病，也有晚于 7～14 天发病者，表现与一般肺水肿相同。有急性高原反应者，如果出现不断加重的干咳、头痛、呼吸困难或发绀，是本病的早期表现。少数暴发型者，表现为极度呼吸困难、烦躁不安或神志恍惚，咳大量粉红色泡沫样痰。高原肺水肿主要是由低氧环境下肺动脉高压、肺内高灌注引起的。

5. 慢性高原病

当一个人长期居住在海拔 3 000 m 或以上的地方时，由于缺氧、寒冷、干燥、太阳辐射、疲劳、营养不良而造成慢性高原病（Chronic Mountain Sickness，CMS）。在慢性低氧时（进入数周年或长期高原居住者），主要发生血压异常（高血压或低血压）、红细胞增多症、心脏肥大和指甲凹陷等。

(1)高原红细胞增多症：其病因是组织缺氧引起的红细胞增生过度。一般血红蛋白≥200 g/L。患者常有头昏、头痛、记忆力减退、心悸、气短、胸闷，而且活动后加重。也可能出现食欲不振、视力减退及鼻出血、结膜充血、面部毛细血管显露等多血面容，即高原红。红细胞增多：一方面增加了携氧能力；另一方面可使血液黏滞度增高，血流减慢，从而引起全身各器官组织灌流减少，加重组织缺氧，形成"缺氧—红细胞增多—加重缺氧—红细胞进一步增多—缺氧"的恶性循环。

(2)慢性高原心脏病：是指久居高原，出现右心室肥大（部分患者尚可合并左心室大），严重者可发生心力衰竭的一类心脏病。幼儿多见，心脏常呈弥漫性或球形扩大；成人肺动脉明显突出。患者早期常有头昏、头痛、失眠、心悸，以及活动后呼吸困难、胸闷、胸痛及心前区不适等。晚期则可出现心衰症状和体征。

(3)慢性高原病高原血压异常分为高原高血压与高原低血压两种。凡在平原血压正常，进入高原后，中、青年人收缩压＞140 mmHg、舒张压＞90 mmHg，并有相应症状，返回平原后恢复正常者，称为高原高血压；进入高原后，收缩压低于 90 mmHg，持续 2 周以上者，称为高原低血压。一般初到高原者，易产生高血压；1 年左右为波动期；久居高原者，易产生高原低血压。

6. 高原气候对人体的影响

高原习服是指人或动物进入高原低氧环境后，组织器官所产生的结构和功能上的可逆性改变。

高原适应是指久居高原后，人或动物经世代自然选择后所保留的解剖、生理和生化改变，这种改变是不可逆的，并具有遗传特性。这种改变包括低氧耐力，胸部及肺部发育良好，有较大肺活量，强大的心脏储备能力，红细胞数和血红蛋白值保持在平原正常值范围内，无红细胞增多症，无肺动脉高压。

7. 血液系统

进入高原后 2 h，由于缺少氧气，机体开始产生过多的红细胞以适应缺氧环境，血红蛋白每星期升高 1.1 g，约 6 个星期后，机体血红蛋白将升高至原有水平的 1.4 倍，即 20 g 左右。这种高血红蛋白症，在高原地区很常见，但回到低海拔地区后，血红蛋白会逐渐回到原来的水平，并在继续下降 3 个星期后，出现轻度贫血。随后血红蛋白水平还会上升至正常。因此，从高原回到低海拔地区后的 1 个月左右，不宜重返高原，否则，处于贫血状态下的人体更容易得高原病。

8. 呼吸系统

由于氧气压力较低，人体会因缺氧而过度换气、通气。在低海拔地区，人体每分钟需要 250 mL 氧气，即必须吸入 5 L 的空气在肺内进行气体交换。而在海拔为 3 000 m 的高度，人体必须吸入 7.5 L 的空气，才能满足身体对氧气的需要。此时，人们会感到呼吸急促，如果进行运动，就更有气不够用的感觉。但是在高原地区，也有有利的一面。因四季分明、湿度低、太阳光辐射强度高、空气中臭氧含量高，有利于慢性支气管哮喘的控制。

9. 循环系统

(1)脉搏(心律)频率：平原地区，正常人每分钟脉搏为 72 次，是呼吸次数的 4 倍；当进入高原后，心脏增加收缩次数，以保证组织器官的血氧供应。初到高原时，脉搏可增至 80～90 次/min，个别人可达 100 多次，居住一段时间后，可恢复正常。

(2)血压：平原人正常收缩压为 110～120 mmHg。舒张压为 70～80 mmHg。初进入高原后，由于血管感受起作用和体液等的影响，皮肤、腹腔脏器等血管收缩，血压上升，从而保证心脏冠状动脉、脑血管内的血液供应。适应后可恢复正常。

(3)血象变化：平原地区男性的血红蛋白为 12～14.5 g/L，女性为 11～13 g/L。低于此数即贫血；高于此数即红细胞增多，并随海拔增高，其数值也增加，这个增加属于生理现象，对人体是有益的。但如果增加超过一定的限度，引起血液动力学改变，

项目五

发展成为病理性变化，则可能会出现一系列临床症状，如多血症面容、心慌气短、手指紫绀，这时要采取一定的治疗措施。

10. 消化系统

进入高原后，消化腺的分泌和胃肠道蠕动受到抑制，除胰腺分泌稍有增加外，其余消化食物的唾液、肠液、胆汁分泌等较平原时减少，胃肠功能明显减弱，因此，可能出现食欲不振、腹胀、腹泻或便秘、上腹疼痛等一系列消化系统紊乱症状，在高原生活了一段时间后，可逐步恢复，少数人的这些症状持续较久或反复出现。

11. 高原环境对营养代谢的影响

由于高原寒冷环境的大气氧分压降低，人体血氧饱和度降低。当血氧饱和度低于80％时，身体会出现一系列的不适应。由平原进入高原的初期，尤其是进入 4 000 m 以上的高原时，消化系统与心血管、呼吸、神经等系统都发生剧烈变化。

12. 热能代谢

人体在高原地区，无论是基础代谢状况、休息还是运动，能量消耗都大于在平原地区，热能需求量也高于在平原地区。

(1)与平原地区相比，高原地区人体的基础代谢率增高，消耗能量增多。

(2)气温每降低 10 ℃，人体则需要增加能量 3％～5％，才能维持热能平衡。

(3)笨重的防寒服所增加的体力负荷导致热能消耗增加。

(4)由于高原地区缺氧，人体呼吸加快，呼吸作用加强，从而失热增加。

13. 蛋白质、脂肪、碳水化合物代谢

(1)缺氧时血糖降低，糖原分解代谢加强，糖原异生作用减弱，糖原减少。高碳水化合物膳食能使人的动脉血含氧量增加。

(2)关于脂肪，一般认为在缺氧条件下膳食脂肪不宜过高。

(3)高原缺氧初期，含氮物质摄入量减少，而蛋白质分解代谢增强，尿氮排出增加，出现负氮平衡。因此，对高原作业人员应给予充足的蛋白质。

14. 无机盐代谢

(1)钾的丧失和钠的滞留是引起急性高原反应的重要因素。因此，刚进入高原地区的人，应适当补充钾盐，限制钠的摄入量。

(2)在进入高原缺氧环境初期，人体血红蛋白增加，对铁的需求量也增加，铁的吸收率也显著提高。

15. 维生素代谢

高原缺氧影响维生素代谢，增加维生素的摄入量可加速对高原环境的适应，尤其是增加对维生素 B_1、维生素 B_2、维生素 C 和烟酸的摄入。

16. 食欲变化

缺氧可能影响消化道生理功能，使胃液分泌减少，胃液酸度和胃蛋白酶活性降低，并可能出现食欲减退、恶心、呕吐、腹胀、腹痛、腹泻等消化道症状。

二、高原环境人群的合理膳食

1. 热能供应

热能供应应当高于平原地区约 10%，在寒冷季节则应增加 20%（甚至更多）。

2. 碳水化合物，蛋白质供应

在单纯高原缺氧的条件下，应增加淀粉类的供应，并适当增加蛋白质的供应，可占总热量的 25%～30%。所给的蛋白质中，应有较多的动物性蛋白质，供应较多的肉类。

3. 无机盐供应

为增加钾和铁的供应，膳食中应多提供含钾和铁比较丰富的食物，如蔬菜、谷类和肉类。同时，由于维生素 C 能促进铁的吸收，因此增加蔬菜的供应不但能增加钾的供应，而且有利于铁的吸收和利用。

4. 维生素供应

根据高原作业者对于维生素的需求，应当充分注意膳食中维生素的供应，尤其是维生素 A、维生素 B_1、维生素 B_2、维生素 C 和烟酸，为此，应在膳食中多提供瘦肉、动物内脏、奶类、蛋类和蔬菜。

5. 需要供应热熟食

因为消化道对食物的消化过程包括酶的催化作用，所以应在接近体温的温度中进行。如果冷的饭菜进入胃肠道，则食物在胃肠内的消化不完全，尤其在高原缺氧导致消化道功能减弱的情况下更是如此，所以必须为高原作业者提供热饭菜。

知识链接：适应高原生活的健康指南

高原环境对人体的影响是显而易见的，由于氧气稀薄和气压低，人们在高原上活动时会感到呼吸困难、心跳加快等不适。因此，为高原环境下人群设计食谱需要特别注意，以满足身体的能量需求和适应高原环境。

(1)高碳水化合物食物：在高原环境下，由于氧气稀薄，人体需要更多的能量来应对身体的需求。因此，高碳水化合物食物是非常重要的，包括米饭、面食、土豆、玉米等。这些食物能够提供足够的能量，帮助身体适应高原环境。

(2)高蛋白质食物：高蛋白质食物对于高原环境人群来说也是必不可少的。蛋白质是身体建筑和修复组织的重要成分，也可以提供能量。高蛋白质食物包括鱼、肉、禽类，以及乳制品、豆类等。人们可以选择适量的蛋白质食物来满足身体的需求。

(3)高维生素食物：在高原环境下，人体对维生素的需求也会增加。维生素可以提高免疫力及提供抗氧化剂，帮助身体更好地适应高原环境。人们可以增加水果和蔬菜的摄入量，如西红柿、胡萝卜、苹果、橙子等。

(4)充足的水分摄入：在高原环境下，人体容易脱水。因此，充足的水分摄入非常重要。人们应该多喝水，并避免摄入过多的咖啡因和酒精，因为它们会增加脱水的风险。

(5)少量而频繁的饮食：在高原环境下，人们的食欲可能会受到影响。为了保持能量和营养的平衡，人们可以选择少量而频繁的饮食。这样，可以帮助身体更好地吸收营养，并避免胃肠负担过重。

总体来说，高原环境人群的食谱需要注重高碳水化合物、高蛋白质和高维生素食物的摄入，同时保持充足的水分摄入和少量而频繁的饮食。这样，可以帮助身体更好地适应高原环境，并保持良好的健康状态。

 学习加油站

请扫描二维码，了解适应高原生活的健康指南。

适应高原生活的健康指南

 课堂练习

请扫描二维码，检验本部分学习成果。

课堂练习

6. 高原环境下人群的配餐原则

(1)为提高机体对低压和高原环境的耐受力，每日应供给充足的能量。

(2)适当增加富含铁的食物，使机体动脉血氧含量增加，提高机体在低氧分压条件下呼吸的能力。

(3)增加优质蛋白质的摄入量，加强机体恢复平衡的能力。

(4)增加维生素的供给量。维生素 B 和维生素 C 可参与能量转化，维生素 A 和维生素 D 可提高机体对气压变化的适应能力，维生素 E 可促进脂肪吸收和防止体重减轻。

(5)适当减少食盐的摄入量，有助于预防急性高山症。

(6)提倡多餐(每日 4～5 餐)。

高原环境下的作业人员一周食谱见表5-5。

项目五

表 5-5　高原环境下的作业人员一周食谱

餐次	一	二	三	四	五	六	日
早餐	牛奶 小面包 蒜蓉豇豆 酱豆腐	牛奶 油饼 麻酱拌茄泥	牛奶 红糖包 黄瓜豆腐丝 泥肠	牛奶 油饼 拌芝麻豆芽 海带	牛奶 面包 豆干芹菜 香肠	牛奶 烧饼 椒油土豆丝 泥肠	牛奶 火烧 圣女果 方火腿
午餐	米饭、馒头 清蒸黄鱼 肉片木耳 柿子椒 虾皮香菜 冬瓜汤	米饭、馒头 山药烧鸡块 海米芹菜 木耳南瓜汤	米饭、花卷 红烧带鱼 蒜炒扁豆 小白菜粉丝汤	米饭、馒头 海带炖肉 香菇油菜 红白豆腐汤	米饭、馒头 羊肉炖白萝卜 素炒豆芽 豆花汤	米饭、馒头 心里美萝卜 汆丸子 素什锦 番茄鸡蛋香菜汤	米饭、馒头 牛肉烧胡萝卜 土豆 番茄炒圆白菜 雪花豆腐羹
晚餐	花卷 玉米碴粥 肉末、豆腐 蒸茄泥	水饺（猪肉韭菜馅） 糖拌番茄	发糕 八宝粥 豆角肉丝 番茄炒菜花	馒头 绿豆粥 木须肉（鸡蛋、肉、木耳、黄花） 凉拌芹菜	姜黄花卷 红豆粥 熘鸡片（黄瓜、木耳） 尖椒土豆丝	烙饼 小米粥 猪肝炒柿子椒 炒洋白菜	馒头 二米粥 肉片鲜蘑 蒜蓉油麦菜 糖拌番茄
加餐	肉丝青菜面	牛奶 果酱面包	番茄鸡蛋面片汤	小馄饨	酸奶 烤面包片	青菜肉末疙瘩汤	酸奶 蛋糕

营养视野窗——塑造职业担当意识，提升家国情怀

营养配餐员的职业道德

营养配餐员的职业道德是一般职业道德的具体化，其道德行为规范——"忠于职守，热爱本职"具有重要意义。餐饮业的营业配餐员直接服务于客人，一方面要令客人满意，另一方面要讲究营业搭配。要做到这两点，就要求营养配餐员必须做到热爱本职工作，诚实守信，尽职尽责，不能弄虚作假，特别是在营养配餐过程中要充分利用营养知识，做到平衡膳食、科学搭配，令客人满意。营养要有质量，营养配餐不是简单地将几大营养素相加，更要根据中国传统营养学的理论与配餐原则，针对不同人群的需要合理搭配，主动配餐，讲究烹饪技艺，既有营养又好吃，抓住回头客，以质取胜。每个从事营养配餐的人员都应做到努力钻研业务，积极开拓创新，适应餐饮市场发展，为中国餐饮业的兴旺发达做出应有的贡献。"金无足赤，人无完人""寸有所长，尺有所短"，在营养配餐员的职业中，需要与同行密切配合，需要与烹饪人员配合，还需要与餐厅服务人员配合等。营养配餐员在工作中一定要处理好方方面面的关系，分工协作，团结一致，相互支持，相互帮助，虚心求教，取长补短，遵守职业的法规、法纪，坚持原则，维护客人利益。以崭新的职业道德风貌、精湛的技艺去开拓和创造中国餐饮业的新局面。为提高中华民族健康物质做出自己的贡献！

工作任务实施

■工作情景描述

到高原地区旅游是很多人心中的向往，但可能出现的高原反应令不少人望而却步。高原旅游者持续身处缺氧环境，身体必须经过一个适应期，这个过程离不开饮食及营养的调整。请你为一名准备去青藏高原旅游的男士（中体力工作者），制订合理的一日三餐膳食指导方案。

■学习目标

1. 知识目标

（1）了解高原气候对人体的影响；

（2）掌握高原环境下人群的配餐原则。

2. 能力目标

能根据高原环境下人群的营养需要，合理地选择食物并设计食谱。

3. 素质目标

（1）培养学生与人沟通、交流的能力；

（2）培养学生获取信息、分析和解决营养配餐问题的能力。

■工作流程与活动

工作活动1：任务确立（课前自学，熟悉不同人群营养素的需求及要求）。

工作活动2：能量计算及食谱制定。

工作活动3：评价与总结。

工作活动1：任务确立

一、活动思考

思考1：查询并记录该配餐对象的基础信息（性别、年龄、身高、体重等），以及是否存在基础病等。

_____

_____

思考2：根据已知条件，分析食物成分表及中国居民 DRIs。

_____

_____

二、思想提升

《荀子·大略》中有云："善学者尽其理，善行者究其难。"在营养配餐设计中，应该如何将所学的理论知识转化为操作实践？遇到困难应该如何处理？

_____

_____

_____

三、工作任务确立

1. 了解配餐对象的基本情况

个人基础信息调查表

姓名		性别		年龄		
民族		身高		体重		照片
从事工作		腰围		臀围		
有无肥胖、高血压、糖尿病病史						
□有　□无		□1年以内　□5年以内　□10年以内　□长期				
有无过敏史						
□有　□无		过敏食物有：				
是否挑食		□是　□否				
饮食作息是否正常		□是　□否				
喜欢的烹饪方式		□蒸　□煮　□煎　□炸　□烤　□焗				
其他饮食要求						

2. 查找食物成分表及中国居民 DRIs

学习加油站

　请扫描二维码，快速查阅食物成分表及中国居民 DRIs。

食物成分表及
中国居民 DRIs

工作活动 2：能量计算及食谱制定

一、任务思考

思考 1：根据该配餐对象的身高、体重及其体力活动，思考其一天中所需要的基础能量。

_____

_____

思考 2：根据配餐对象每餐所需要的能量，思考其碳水化合物、蛋白质、脂肪所需能量。

_____

_____

思考 3：查找食物成分表，思考配餐对象所食用的食物是否满足其营养需求。

_____

_____

二、活动实施

活动步骤	活动要求	工作安排	过程记录
步骤 1	小组成员可以分角色扮演配餐对象，给出自己模拟的配餐对象条件	根据该配餐对象的身高、体重及其体力活动，计算其一日三餐所需要的基础能量	小组成员记录交流谈话过程
步骤 2	一般在进行计算时，相关参数数据参照以下教材：《营养配餐员》(基础知识)，中国就业培训技术指导中心、人力资源和社会保障部职业技能鉴定中心，中国人力资源和社会保障出版集团，2021；《健康中国行动(2021—2030)》，健康中国行动推进委员会，2021；《中国居民膳食指南》，中国营养学会，人民卫生出版社，2022	根据配餐对象每餐所需要的能量，思考其碳水化合物、蛋白质、脂肪所需能量	记录计算过程
步骤 3	查找食物成分表及中国居民 DRIs(扫码查找) 食物成分表及中国居民 DRIs	查找食物成分表，计算配餐对象所食用的食物是否满足其营养需求	记录计算过程
步骤 4	要求根据配餐对象营养需求及其要求，设计一日三餐食谱，将食谱设计完成后保存留档	根据配餐对象营养需要，为其设计食谱	整理后保存留档
步骤 5	根据配餐对象的饮食习惯、口味等，为其烹制一道营养餐	根据设计的营养食谱烹制相关菜肴	拍照后保存留档

工作活动3：评价与总结

一、评价

指标一	指标二	评价内容	权重分	自评	互评	教师	行业专家	服务对象
工作能力	小组协调能力	能够为小组采集信息，提出建议，阐明观点	10					
	实践操作能力	食谱设计合理、科学，能够制作相关菜肴	10					
	表达能力	能够正确地传达工作内容及小组的特色	10					
	创新性	食谱设计科学、新颖、别出新意	10					
作品得分	职业岗位能力	解决服务对象面临的实际问题，设计出科学、实用性较强的食谱	30					
		菜肴制作可口、令人有食欲，服务对象满意	30					

二、总结

与客户沟通、服务能力		
能量计算、食谱设计及汇报能力		
菜肴制作能力		
改进措施		

项目五

知识要点测试

高原缺氧初期以（　　　）的膳食为好。

    A. 高碳水化合物、低脂肪和含有适量的优质蛋白质

    B. 高碳水化合物、低脂肪和高蛋白质

    C. 低碳水化合物、高脂肪和含有适量的优质蛋白质

    D. 低碳水化合物、高脂肪和高蛋白质

项目五

参考文献

References

[1] 程小华.烹饪营养与配餐[M].北京：北京大学出版社，2023.

[2] 杨庆伟，廖振宇，刘皓.食品营养与配餐[M].北京：北京理工大学出版社，2023.

[3] 王其梅，王瑞.营养配餐与设计[M].3版.北京：中国轻工业出版社，2020.

[4] 中国营养学会.中国居民膳食指南：2022[M].北京：人民卫生出版社，2022.